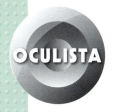 編集企画にあたって…

　現代生活においてパソコンやスマートフォンを例に挙げるまでもなく，色情報が多用されている．にもかかわらず眼科診療において色に関して検査されることは，先天色覚異常以外はほぼ皆無と言ってもよいのが現状である．

　平成 28 年(2016 年)4 月から学校健診において色覚検査を実施することが推奨されるようになった．平成 15 年(2003 年)4 月に学校健診での定期検査から色覚検査の項目が削除されて 10 年以上が経過した．その間に色覚異常を自覚しないまま進学・就職し，実際の場に出てから困って眼科を受診し，進路変更を余儀なくされる例が報告されるようになり，検査の意義が再確認されて改めて色覚検査が推奨されることとなった．

　この 10 年以上の空白期間は大きく，教育現場・学校眼科医・一般眼科医の間の色覚に関する知識の劣化が，検査再開についての現場の混乱として問題となっている．また，事実上の検査廃止に伴う需要の低下からか色覚専門医の減少も顕著になり，色覚の臨床に関して将来に不安を覚えている．今回，本書を編集企画するにあたっても 10 のテーマを 6 名で書かなくてはならない状況である．

　先天色覚異常は，先天感覚異常であり，そのほとんどは検査を受けるか正常者が間違えない色を間違えて指摘されなければ自ら自覚することができない．この自明の理であることを忘れ，差別撤廃の美名のもとに社会的に動いた眼科医たちの暴走を，今後の反省の意味でまとめて私が記載した．また色覚検査法として，仮性同色表・色相配列検査(中村英樹)／アノマロスコープ，ランタンテスト(田邉詔子)の原理や検査・判定方法を詳しくかつ実用的にまとめていただいた．診断後の指導が重要なので，遺伝(村木早苗)・先天色覚異常の色誤認(岡島 修)・学校での対応(村木早苗)・先天色覚異常のカウンセリング(岡島 修)・先天色覚異常の職業適性・色覚バリアフリー(中村かおる)についてもまとめていただいている．先天色覚異常は赤緑色覚異常がほとんどであるが，後天色覚異常の中でも特に自覚がなく誰にでも起こる加齢による色覚異常は，青黄色覚異常や全体的な色覚の低下をきたす．先天色覚異常についての色覚バリアフリーを提唱する団体が見やすい色の組み合わせで活動を強めているが，これは高齢者に見にくくすることにつながるため，新たな色覚問題が発生するのではないかと懸念している．色覚バリアフリー(中村かおる)については新たな視点なので重要であると考えている．

2016 年 9 月

市川一夫

KEY WORDS INDEX

和文

あ
アノマロスコープ・15
石原色覚検査表II・8
石原式色覚検査表・1
色誤認・32, 44, 51, 59
色誤認の誘発条件・32
S錐体・25
SPP標準色覚検査表第1部先天異常用・8
SPP標準色覚検査表第2部後天異常用・8
SPP標準色覚検査表第3部検診用・8
X連鎖性遺伝・25
M錐体・25
L錐体・25

か
カウンセリング・44
学校健診・1, 38
学校保健安全法施行規則・38
学校保健法・1
後天色覚異常・59
混同色・32

さ
色覚検査・1
色素色色覚異常・15
色名・32
色名獲得過程・32
色名呼称検査・44
視色素遺伝子・25
社会環境・51, 59
社会制限・1
職業・51
職業適性・51
スペクトル色色覚異常・15
先天色覚異常・1, 44, 51, 59

先天赤緑色覚異常・15

た
短波長感受性錐体・25
中波長感受性錐体・25
長波長感受性錐体・25

は, ら
パネルD-15テスト・12
バリアフリー・59
複合保因者・25
ランタンテスト・15

欧文

A
accessibility・59
acquired color vision defect・59
anomaloscope・15

C, E, F
color naming・32
color naming test・44
color vision test・1
confusion colors・32
congenital color vision deficiency・1, 44, 51, 59
congenital red-green color vision deficiency・15
counseling for color defective person・44
Enforcement Regulations for the School Health Law・38
false color perception・32, 44, 51, 59

I, L, M
Ishihara test for color-blindness・1

Ishihara's Test for Colour Deficiency II・8
lantern test・15
long-wavelength-sensitive cone・25
medical examination of school children・1
middle-wavelength-sensitive cone・25
mixed carrier・25

O, P
occupation・51
Panel D-15 Test・12
pigment color anomaly・15

S
school health low・1
school physical examination・38
short-wavelength-sensitive cone・25
social environment・51, 59
social limitations・1
spectral color anomaly・15
standard pseudoisochromatic plates part 1・8
standard pseudoisochromatic plates part 2・8
standard pseudoisochromatic plates part 3・8

T, V, X
the conditions for inducing false color perception・32
the process of acquiring color naming・32
visual pigment gene・25
vocational aptitude・51
X-linked inheritance・25

WRITERS FILE
（50音順）

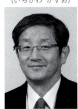

市川　一夫
（いちかわ　かずお）

1978年　愛知医科大学卒業
　　　　名古屋大学眼科学教室入局
　　　　同大学医学部附属病院研修医
1979年　同病院研修終了
　　　　同大学大学院入学
1983年　同大学大学院修了，学位取得
　　　　社会保険中京病院眼科，部長代理
1986年　同，部長
　　　　同，主任部長
2014年　独立行政法人地域医療連携機構
　　　　中京病院眼科，顧問
　　　　医療法人いさな会中京眼科

田邉　詔子
（たなべ　しょうこ）

1961年　名古屋大学卒業
1966年　同大学大学院医学研究科外科系眼科学専攻修了，医学博士
　　　　三菱名古屋病院
1969年　名古屋第一赤十字病院
2002年　中京眼科視覚研究所

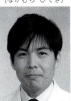

中村　英樹
（なかむら　ひでき）

2001年　名古屋大学卒業
　　　　社会保険中京病院，研修医
2003年　社会保険中京病院眼科
2014年　JCHO中京病院眼科
2016年　名東眼科，院長

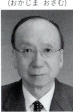

岡島　修
（おかじま　おさむ）

1974年　東京大学卒業
1975年　同大学眼科，助手
1978年　東京逓信病院，医員
1982年　三楽病院眼科，部長
1983年　医学博士号（東京大学）
1987年　（財）一新会，理事
2012年　三楽病院，副院長
2014年　八重洲大島眼科，院長

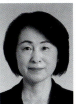

中村かおる
（なかむら　かおる）

1983年　東京女子医科大学卒業
1985年　同大学，助手
1988年　三楽病院
1991年　東京女子医科大学，非常勤講師
1995年　所沢中央病院

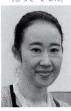

村木　早苗
（むらき　さなえ）

1993年　大阪医科大学卒業
　　　　滋賀医科大学眼科，医員
1994年　済生会滋賀県病院眼科，医員
1995年　滋賀医科大学眼科，医員
1996年　近江八幡市民病院眼科，医員
1998年　滋賀医科大学眼科，医員
2000年　同，助手
2007年　同，学内講師
2009年　同，講師

色覚異常の診療ガイド

編集企画／中京病院／中京眼科視覚研究所　市川一夫

**色覚検査が事実上の廃止になった経緯と
二度と誤らないために知っておきたい色覚異常のこと**……………市川　一夫　　*1*

　色覚異常は日常生活において支障がないという理由で色覚検査が廃止されたが，社会および本人の安全のためには色覚異常者本人が自身の色覚を自覚することが重要である．

仮性同色表………………………………………………………………中村　英樹　　*8*

　仮性同色表は，正常色覚と異常色覚の色感覚の違いを利用して，両者をふるい分ける主にスクリーニングのための検査表である．

色相配列検査……………………………………………………………中村　英樹　　*12*

　パネル D-15 は，強度色覚異常か中等度以下の色覚異常かを程度判定するものであり，pass ならば正常色覚とは診断できない．

アノマロスコープ，ランタンテスト…………………………………田邉　詔子　　*15*

　アノマロスコープは難しい検査ではない．順序よく進めれば誰でも 90％ は診断できる．上級コースへの道しるべも少し付いている．ランタンテストは自覚していない色間違いを本人にも周りの人にも納得させる簡単な検査．先天赤緑異常を明快に鑑別できる．

遺伝………………………………………………………………………村木　早苗　　*25*

　先天赤緑色覚異常は X 染色体上にある L 遺伝子もしくは M 遺伝子の異常が原因で生じる．遺伝子を知ることは先天赤緑色覚異常の理解につながる．

Monthly Book OCULISTA

編集主幹／村上 晶　高橋 浩

No.43 / 2016.10 ◆目次

CONTENTS

先天色覚異常の色誤認………………………………………岡島　修　32
先天色覚異常の色誤認は，異常の種類や程度，また明るさや対象物の大きさなどでも異なる．色誤認の理解は，当事者の失敗回避や進学・職業選択を考えるうえで不可欠である．

学校での対応………………………………………………村木　早苗　38
色覚検査後の対応は，医師や学校にとって，児の将来を考えるうえで最も重要なことである．

先天色覚異常のカウンセリング……………………………岡島　修　44
色覚診療では，正確な診断とともにカウンセリングが重要である．その内容は，色誤認の実態，進学・職業選択への助言，遺伝の知識など多岐にわたる．

先天色覚異常の職業適性…………………………………中村かおる　51
先天色覚異常が全く不可能な職種はほとんどないが，業務の中での色誤認は自分が自覚する以上に高頻度に生じていると本人が心得て対策を講じている必要がある．

色覚バリアフリー…………………………………………中村かおる　59
色覚異常の色世界の類推は難しいが，色誤認の特徴を理解し，色だけでの情報提供はしないことを基本にすれば，いずれの色覚異常にも配慮した色のバリアフリーが可能である．

- Key words index ……………………… 前付 2
- Writers File …………………………… 前付 3
- FAX 専用注文書 ……………………… 70
- バックナンバー 一覧 ………………… 73
- MB OCULISTA 次号予告 …………… 74

「OCULISTA」とはイタリア語で眼科医を意味します．

新刊書籍

カラーアトラス
爪の診療実践ガイド

●編集　安木　良博（昭和大学/東京都立大塚病院）
　　　　田村　敦志（伊勢崎市民病院）

目で見る本で臨床診断力がアップ！

爪の基本から日常の診療に役立つ処置のテクニック、写真記録の撮り方まで、皮膚科、整形外科、形成外科のエキスパートが豊富な図写真とともに詳述！
必読、必見の一書です！

2016年10月発売　オールカラー
定価（本体価格7,200円＋税）　B5判　202頁

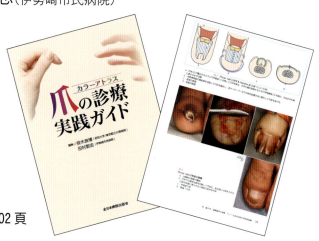

目　次

Ⅰ章　押さえておきたい爪の基本
＜解　剖＞
1．爪部の局所解剖
＜十爪十色—特徴を知る—＞
2．小児の爪の正常と異常
　　—成人と比較して診療上知っておくべき諸注意—
3．中高年の爪に診られる変化
　　—履物の影響、生活習慣に関与する変化、ひろく爪と靴の問題を含めて—
4．手指と足趾の爪の機能的差異と対処の実際
5．爪の変色と疾患
　　—爪部母斑と爪部メラノーマとの鑑別も含めて—
＜必要な検査・撮るべき画像＞
6．爪部疾患の画像検査
　　—X線、CT、エコー、MRI、ダーモスコピー—
7．爪疾患の写真記録について—解説と注意点—

Ⅱ章　診療の実際—処置のコツとテクニック—
8．爪疾患の外用療法
9．爪真菌症の治療
10．爪部外傷の対処および手術による再建
11．爪の切り方を含めたネイル・ケアの実際
12．腎透析と爪
13．爪甲剥離症と爪甲層状分裂症などの後天性爪甲異常の病態と対応
―＜陥入爪の治療方針に関するdebate＞―
14．症例により外科的操作が必要と考える立場から
15．陥入爪の保存的治療：いかなる場合も保存的治療法のみで、外科処置は不適と考える立場から

16．陥入爪、過彎曲爪の治療：フェノール法を含めた外科的治療
17．爪部の手術療法
18．爪囲のウイルス感染症
19．爪囲、爪部の細菌感染症
20．爪甲肥厚、爪甲鉤彎症の病態と対処

Ⅲ章　診療に役立つ＋αの知識
21．悪性腫瘍を含めて爪部腫瘍の対処の実際
　　—どういう所見があれば、腫瘍性疾患を考慮するか—

コラム
A．本邦と欧米諸国での生活習慣の差異が爪に及ぼす影響
B．爪疾患はどの臨床科に受診すればよいか？
C．ニッパー型爪切りに関する話題

　全日本病院出版会

〒113-0033　東京都文京区本郷3-16-4　Tel:03-5689-5989
http://www.zenniti.com　Fax:03-5689-8030

お求めはお近くの書店または弊社ホームページまで！

特集/色覚異常の診療ガイド

色覚検査が事実上の廃止になった経緯と二度と誤らないために知っておきたい色覚異常のこと

市川一夫*

Key Words: 色覚検査 (color vision test), 先天色覚異常 (congenital color vision deficiency), 学校健診 (medical examination of school children), 学校保健法 (school health low), 社会制限 (social limitations), 石原式色覚検査表 (Ishihara test for color-blindness)

Abstract: 平成 28 年 (2016 年) 4 月から, 改めて学校健診において色覚検査を実施することが推奨されるようになった. これは平成 15 年 (2003 年) 4 月に学校健診での定期健診から色覚検査の項目が削除され, 自身の色覚異常を知らない児童・生徒が進学や就職時に色覚異常が問題となるケースが多く報告されてきたからである. 色覚異常に対する社会制限は海外でもあるが, 大方実際に色覚異常が支障となる職業に限られている. 本邦ではさまざまな職業において社会制限が徹底されたが, それは実質的に問題が起こるからではなく大部分が臆測によってであった. 現在では実際に色覚異常が支障となる職業のみに色覚検査の義務が課されている. 学校健診の場においての色覚検査は色覚異常が日常生活に支障がないという理由で廃止されたわけであるが, その本質が周知されることがなく, また眼科医側の色覚および色覚異常についての知識が不足していたことも理由であると考えられる. パソコンやスマートフォンが普及している現代社会においては色情報が大きな役割を果たしていることはもはや自明であるが, そもそも義務教育期間中の色覚検査が社会および本人の安全のためにあったことを理解しなければならない. 先天色覚異常者本人が自覚し指導を受ければ安心であることを社会に知らしめる必要がある.

はじめに

現代生活において色情報は, パソコンやスマートフォンの例を挙げても重要な情報伝達の役割を担っているといえる. 然るに眼科診療においては, 色を用いた検査は非常に貧弱であり, 一般眼科医や視能訓練士においても色覚に関する知識は一般人よりも十分に詳しいといえない状態である. 筆者が眼科医になった昭和 53 年 (1978 年) 当時は, 先天色覚異常のスクリーニングが学校健診でほぼ全員に行われており, 異常の疑いが検出されれば眼科を受診することから, 少なからず色覚検査をする機会が, 眼科医にも一般人にもあった. 平成 15 年 (2003 年) 4 月からは, 学校健診において色覚検査は定期検査の項目から外れ事実上の廃止に近い状態になった. 色覚検査が事実上一般的になされなくなって 10 年が経過し, 進学や就職時に色覚異常が問題となることが多く報告されだしたことから文部科学省は平成 28 年 (2016 年) 春から積極的に色覚検査を学校健診の場で実施するように通達を出した. しかしこの 10 年の空白期間の影響は大きく, 学校の現場や眼科臨床の場での混乱が起こっているのが現状である.

---

* Kazuo ICHIKAWA, 〒456-0032 名古屋市熱田区三本松町 12-13 中京眼科視覚研究所/中京病院眼科, 顧問

本稿では，やはり社会においては色覚検査が必要であるにも関わらず，なぜ当時社会が色覚検査廃止に動いたのか，何が問題だったのか顧みて今後の指針となるような形でまとめる．

色覚異常の社会制限の歴史と社会状況の説明

色覚異常に対する規制の歴史を要約すると以下のとおりである．外国分は，1991 年 IRGCV の Cole[1]から，国内分は 1995 年日本眼科学会誌の市川ら[2]から引用した．

1855 年 Wilson G（エジンバラ大学教授）：学生に色覚異常者がかなりおり，鉄道，海上の業務に支障があると報告した．英国鉄道会社で規制を設けた．

1858 年 フランス鉄道が規制を設けた．

1873 年 Favre A（パリ・リヨン地中海鉄道顧問医）：色覚異常者の頻度と事故危険性について報告した．

1877 年 Holmgren F：スウェーデンの列車事故は色覚異常によると報告し，スウェーデン国鉄に規制を設けさせるとともに，海軍士官も色覚正常であるべきだとした．ただし，Holmgren の報告した事故は，後の調査で必ずしも色覚異常が原因といえないとの報告がある．

1877 年 この年までにスウェーデン私鉄，アメリカ合衆国の鉄道会社が色覚検査を採用した．同じ頃ドンデルスがランタンテストを製作し，オランダ鉄道会社で採用された．

1909 年 我が国では，旧陸軍が色覚異常者を現役将校に採用しなくなった．

1916 年 石原が仮性同色表を考案報告した．

1918 年 Test for Colour Blindness（1st edition）として石原式色盲表が海外に輸出されはじめた．

1920 年 本邦で義務教育期間中の色覚検査が規定された（大正 9 年（1920 年）7 月の学生，生徒，児童身体検査規定による：岸田博公；第 35 回日本臨床眼科学会・色覚異常グループディスカッション）．

1921 年 石原式学校用色盲検査表が報告された．

1929 年 アムステルダムにおける第 13 回万国眼科学会で「色覚検査は，数種類，少なくとも 2 種類の検査表を併用して規則正しく行われるべきである．用いられる検査表の中には Stilling 表，石原表の 2 種が必ず含まれねばならぬ．」と提唱された．

第一次世界大戦後 航空機や空港の信号灯が必要となり航空領域でも規制が始まった．

現在も国際民間航空機構が操縦士になるための色覚の基準を定めている．実施上の裁量権は加盟国に任されているが，我が国を含め多くの国で規制している．

色覚異常者の社会制限は，鉄道の運行，海運の航行の安全のため欧州で行われるようになった．本邦では，陸軍の将校の採用検査のために始まり，学校での検査の普及により，全国的に全社会的に制限されるようになったようである．欧米で始まった色覚異常の社会制限は，ある程度色覚異常が支障となる職業に限られていたのに対して，本邦においては，優秀な石原表の開発国であったことと国民性と相俟って社会制限が徹底され，過去の状態を生んだのであろう．

本邦での社会制限についての調査は，古いものでは主要企業 1,117 社を調べた 1966 年の大熊の報告[3]がある．大熊によれば，その当時，技術職員に厳しく，現業職員，事務職員に対しての順に減るものの，サービス，不動産業を除く全業者の 50％以上が色覚異常者に対して何らかの制限をしていた．採用制限の理由は支障の実例によるものは少なく，大部分は支障を予測してであった．

昭和 61 年（1985 年），当時の大学入学制限では国立大学の 50％が色覚異常に対する入学制限を設けていた[4]．その後改善され，昭和 62 年（1986 年）度には 11.6％に減少している．この背景には，障害者の入学制限や就職制限をなくす方向で社会が動いていることや差別撤廃のトレンドの上に，低視力者の入学が許されて色覚異常がなぜだめなのか根拠がないことが訴えられたためと考えてい

る．

　平成 13 年(2001 年)，厚生労働省は，労働安全衛生法の雇入時の健康診断から色覚検査の項目を廃止した．その後は，実際に支障がある職業雇用時において，あるいはその職業につながる学校での入学において，免許取得に検査が必要な場合のみ色覚検査が実施されることとなった．

検査廃止に動いた日本眼科医会

　日本眼科医会が学校保健検討委員会を設置し，「学校健診のあり方と眼科学校医の職務について」を諮問することとなったと長屋が報告[5]しているのが始まりであると筆者は考えている．ここから始まる学校保健委員会からは，色覚に関して 2 回の答申が出ている．1 回目は，1986 年 1 月付けで「学校保健法における色覚について─日本眼科医会学校保健委員会答申─」として当時の日本眼科医会会長代行佐野充宛てに出されたもの．2 回目は，1990 年 3 月付けで「学校保健法における眼科学校健康診断について─社団法人日本眼科医会学校保健委員会答申─」として日本眼科医会会長長屋幸郎宛てに出されたものである[6]．1 回目は，委員長が市川宏名古屋大学名誉教授，委員が植村恭夫(慶應義塾大学教授・日本眼科学会前理事長)，早野三郎(岐阜大学学長)，深見嘉一郎(福井医科大学教授)，岸田博公(日本眼科医会前常任理事)，高柳泰世(日本眼科医会前学校保健検討委員会委員長)(肩書きは当時のものである)の 6 名．2 回目は，委員長が早野三郎(岐阜大学名誉教授)，委員が北原健二(東京慈恵会医科大学助教授)，岸田博公(日本眼科医会元常任理事)，藤岡憲三(学校保健部担当理事・北海道ブロック代表)，武田和夫(学校保健部担当常任理事・東北ブロック代表)，相沢克夫(関東甲信越ブロック代表)，篠田茂(東京ブロック代表)，高柳泰世(東海北陸ブロック代表)，楠研二(近畿ブロック代表)，桑原進(中国四国ブロック代表)，稲原明(九州ブロック代表)，アドバイザー委員として谷村裕(筑波大学教授・視覚障害系)，金子隆芳(筑波大学教授・色彩心理学)，小川幸雄(都立工芸高校　校長)，山口昭子(都立小平南高校　養護教諭)，佐藤敏信(文部省体育局学校健康教育課専門員)，委員 11 名，アドバイザー委員 5 名であったと答申書に記録されていた．

　第 1 回目の答申内容は，以下に述べる 7 つの理由を挙げ，現状の学校保健法の中の小学校における色覚検査の項は，削除したほうがよい．将来は中学校においても同様であるとのことであった．

　①色覚異常の正確な診断は中学生以上でもできない場合がある．

　②色覚異常の弁色能障害の程度の区分法が多様で，一貫性を欠くため教育面での支障内容が十分明確にされていない．

　③そのため学校医および教師による色覚異常児への対応の仕方に一貫性が期待できない．

　④学校での色覚健診結果が，その妥当性に関係なく，児童の将来，ことに入試・就職・結婚などに好ましくない影響を及ぼし，児童生徒の障害を不当に拘束するおそれがある．

　⑤色覚健診を廃止した場合に危惧される教育上の問題については，教育学部のカリキュラムのなかで色覚異常について知識を十分盛り込み，教師に理解させることによって解決に向かうべきである．

　⑥色覚異常の治療には本症の病態・成立の機序が明らかにされることが前提であり，いまだこの段階に至っていない現状での色覚異常の治療には慎重でなければならない．このことに関連した学校健診による現行の事後措置は，保護者の無用な混乱を招いている．

　⑦将来の職業選択の問題と小学校時の色覚検査とは全く別の問題である．

　第 2 回目は，眼科学校保健について 4 つの答申をし，その 2 として色覚検査は削除とした．その理由の項で，色覚については，この検査も予診的事項に属する検査で，教育，学習上支障があるか否かをスクリーニングするためであり，すでに昭和 61 年(1986 年)1 月学校保健委員会の答申に指摘されたように，定期健康診断からは削除すべき

である．もちろん，本人，保護者あるいは教師が色覚異常に気づいた場合には，健康相談に応じ，適切な助言・指導をすることは言うまでもない．その助言・指導には，当面，平成3年(1991年)3月文部省発刊「色覚問題に関する指導の手引き」を活用することである．

文部省への要望書

平成3年(1991年)6月25日に文部大臣井上裕に学校保健法改正に関する要望書が日本眼科医会会長長屋幸郎から提出された．その改正案の骨子は以下の2点であった．

1．視力測定方法における，いわゆる3・7・0方式の採用

2．色覚検査を定期健康診断から臨時健康診断に移行し，健康相談に力点をおく．

要望書の改正点の色覚に関しては，学校保健法施行規則，第4条法第6条1項の検査項目から色覚検査を削除すること．第8条法第6条2項の健康診断として，必要があるときに必要な検査の項目に色覚検査をいれること．また，色覚の検査については下記によって実施する．(1) 色覚の検査の必要が認められたときというのは，本人からの検査の申し出があったとき，もしくは教師が色覚の検査が必要であると認めたことをいう．(2) 校医は必要とみとめられたときは次の条件のもと色覚検査を行う．ア) 学校用石原式色覚検査表もしくは校医が適当とする検査器具を使用する．イ) すべての検査器具はその使用書の指示通りに行う．ウ) 検査結果はその使用書の指示通りに記載する．(例えば学校用石原式色覚異常検査表では発行5年以内のものを使用し，十分視力のあることを確かめた上で，表を机の上に水平に置き75センチの距離で1表9秒ぐらいで読ませる．2表以上の誤読を異常の疑いとするが，先天赤緑異常のための誤読か他の原因による誤読か判断する必要がある．(3) 異常の疑いがあり，精密診断を希望される場合は精密検査を奨める．以上が色覚検査についての要望書の内容である．

平成15年(2003年)4月からの色覚検査削除について

平成14年(2002年)3月29日の官報にて定期健康診断の必須項目から色覚検査の削除が決定し，平成15年(2003年)4月から実施されると発表された．当時の日本眼科医会は，文部科学省に対して強く反対の意向を示したが，その意向は受け入れられなかった．その詳細は，以下のとおりであると報告されている[7]．

平成13年(2001年)11月28日に文部科学省から日本眼科医会に対して学校での必須項目から色覚検査を削除したいと打診があった．その後12月5日に日本学校保健会から正式な意見聴取があり，12月13日に文部科学省担当官から説明を受けた．これを受け各支部と相談および日本眼科学会の意見を伺い削除に反対と回答した．しかし，文部科学省としてはすでに平成13年度末の省令改正に色覚検査項目の削除を決定しており，その施行のプロセスとしては関係団体への意向聴取，ヒアリング並びにパブリックコメントであったと思われる．パブリックコメントは，1,044件あり，半数以上は色覚検査廃止に賛成の意見であり，廃止に反対である意見は少なかったが眼科医からは反対意見のほうが多かったと報告を受けた．文部科学省による色覚検査削除の理由は，色覚異常についての知見の蓄積により色覚検査において異常と判別される者であっても，大半は支障なく学校生活を送ることが可能であることが明らかになってきていること，さらに文部科学省としても，「色覚問題に関する指導の手引き」により，色覚異常を有する児童生徒への配慮を教職員に指導してきていることを挙げている．平成13年10月に厚生労働省から雇入時の健康診断から色覚検査を廃止する通達が出され，色覚検査を義務化しているのは学校保健のみであり，世界的に見ても学校健診に色覚検査を実施している国が少ないことなどをその理由に挙げている．これに対して，日本眼科医会としては，先天色覚異常者は自覚症状がなく，

検査を受けなければ，見逃され教育上不利益を被ることが予想されること，さらに職業選択や進路決定をするうえでも自己色覚に対する能力を正しく認識する必要があることから，現行の色覚検査の存続を強く申し入れた．文部科学省からは，「色覚検査を定期健康診断の必須項目から削除するにあたり，学校における健康診断時の一律・強制的な検査を止めるものである．学校医の申し出により，学校が色覚検査の重要性に鑑みて，児童生徒および保護者の同意のうえで，学校医が健康診断の際に実施することは問題がない」との見解であった．

日本眼科医会学校保健委員会で最初に色覚検査についての答申を出したときに色覚専門家なら冒さない基礎的な誤謬が起こったのか

色覚研究の3名のすでに鬼籍に入られた大先輩が参加されている学校保健検討委員会で，色覚検査を廃止するとの結論に至ったのか，本当に賛成されたのかについて筆者の知っていることを記載する．

第1回目の答申に委員長として参加されていた恩師の市川宏(名古屋大学名誉教授)と，委員として参加していた深見嘉一郎(福井医科大学教授)，第2回目に参加されていた北原健二(東京慈恵会医科大学助教授)，お三方とも色覚の大家である．以下，個々にお聞きした内容を順に記載する．市川宏には，学校健診における色覚検査が廃止されると人づてに聞いたので，「本当ですか，先生はそれに賛成なのですか」とお訊ねした．市川宏は，「私個人はもはや意見が言えなくなってしまった．君が反対ならあのグループにいると言えなくなるから抜けなさい」と言われた．当時名古屋市では高柳ら[8]を中心に学校健診で疑いとされた児童を集めて眼科医が集団で色覚検査を実施して学会報告[9]などしていた．厳しすぎる職業制限や入学制限の撤廃も掲げておりその趣旨には賛同し参加していた[4]．深見嘉一郎には，「先生は色覚検査に賛成されたのですね」とお聞きしたところ，「あの委員会は，出来レースだった．市川宏を委員長として発言しにくくし，私は反対したが多数決で決められた，私はそこで席を立って退席すべきであった．結果的に賛成にされてしまった」と答えられた．第1回の構成委員を見ると，他の4名は検査廃止のメンバーであった．お聞きした当時は北原健二は東京慈恵会医科大学教授で，「先生も検査廃止に賛同されたのですね」とお聞きしたところ「反対だが，すでに第1回で市川・深見両大家が出した答申なので変えることはできなかった」と言われた．第2回の構成員を見ると，北原健二以外色覚異常の専門家はおらず，深見嘉一郎もご健在にもかかわらず委員になっておらず，第1回で賛成した他の委員は参加していた．アドバイザー委員として，ご本人が色覚異常をもち，色覚検査廃止を訴える金子隆芳(筑波大学教授)が参加していた．3人の先生方のお話を総合すると，いずれの先生も検査廃止には反対であったが，心ならずも結果的に賛成派にさせられてしまったと言える．

学校健診から色覚検査を二度となくさないために

学校健診の場から事実上色覚検査が廃止されることになったのは，眼科医の多くが色覚および色覚異常についてよく知らなかったことに起因すると考えている．現代社会において色情報が大きな役割を果たしていることは，パソコンやスマートフォンを例にとればよくわかると思う．然るに臨床で使用されている自覚的な検査機器を見ても色を使った検査は先天色覚異常を検出する仮性同色表と程度判定に使うパネルD-15くらいしか普及していない．色については，先天色覚異常以外は忘れているといってもよいくらいの状況であった．このような状況で，日本眼科医会から「先天色覚異常は，日常生活や就職に関しては大きな支障がないので検査は廃止する」と言われれば自分自身は反対でも強く反対できないし，その根拠も示せない．筆者は，中年期を過ぎたところで網膜の軽い点状出血を見逃していたことに気づき，自分の目を調べてみて視力が1.5あり近見矯正しても

若い頃のような速度で網膜の診断ができないことから加齢による色覚異常に気づいた．色視力[10]を開発して赤の視力を測定してみたところ通常の視力は問題ないが色視力は年齢相応に低下していた．それ以後網膜の眼底写真や前置レンズを使用して拡大して観察することにより見逃しをしなくなった．このように加齢による異常も自覚しにくいが，知っていれば対処できる．先天色覚異常は，この程度がもう少し強いものであると言える．異常者の感覚がこのことから少し実感できたように感じた．多くの眼科医が色覚に関心を持てば，先天色覚異常が自覚しにくいこと，同じように高齢者の加齢による色覚異常も自覚しにくいことが体感をもって理解してもらえると思う．

学校保健検討委員会の検討の時に，色覚検査が歴史的に社会の安全のために開発されたことがわかっていれば，簡単に廃止とできなかったのではないかと思う．

また学校保健法は，学校の教育に支障があるものという前提で話が始まっているが，教育基本法では，社会の形成者として必要な資質を備えさせるとある．社会に巣立つための義務教育の間に，色覚異常者に社会の安全・危険を知らせる色表示を正しく理解させることは教育の本分と考えられる．色覚異常のため赤の一灯信号を黄信号と間違え2名の死亡事故を起こした記事が新聞に報道されている（毎日新聞2016年2月24日：2人死亡事故「色覚障害に見やすい信号だったら…」）．検査を受けていた異常者が起こした事故ではあるが，検査を受けていなければ事故の頻度はもっと増してくるだろうし，なによりも異常者自身もある意味で被害者となる．信号灯を模したランタンテストでは，軽度な色覚異常者を含む多数例の検査で，その98％が少なくとも1回以上間違えるとの成績が報告されている[11]．これらからも社会の安全および本人のためにも義務教育期間中の色覚検査は教育の本分と考える．

職業上問題になることが少ないことから，雇入時の色覚検査は必須項目ではなくなったが，支障がないわけではなく多くの職業で支障が報告されている[12]．その支障の多くは，異常者が自覚して工夫すれば克服できることから社会に出る前，義務教育期間中の色覚検査は必要である．先天色覚異常者本人が自覚し指導を受ければ安心であることを社会に知らしめるべきである[13]．

教育基本法（平成十八年十二月二十二日法律第百二十号）の前文と第一章の第一条を記載しておく．

［我々日本国民は，たゆまぬ努力によって築いてきた民主的で文化的な国家を更に発展させるとともに，世界の平和と人類の福祉の向上に貢献することを願うものである．

我々は，この理想を実現するため，個人の尊厳を重んじ，真理と正義を希求し，公共の精神を尊び，豊かな人間性と創造性を備えた人間の育成を期するとともに，伝統を継承し，新しい文化の創造を目指す教育を推進する．

ここに，我々は，日本国憲法の精神にのっとり，我が国の未来を切り拓く教育の基本を確立し，その振興を図るため，この法律を制定する．

第一章　教育の目的及び理念
　　　　（教育の目的）

第一条　教育は，人格の完成を目指し，平和で民主的な国家及び社会の形成者として必要な資質を備えた心身ともに健康な国民の育成を期して行われなければならない．］

文　献

1) Cole BL：Does defective colour vision really matter? Documenta Ophthalmologica Proceedings Series **56**, Springer, pp. 67-86, 1991.
2) 市川一夫，田邉詔子：眼科医は先天赤緑色覚異常に如何に対処すべきか．日眼，**99**：123-128, 1995.
3) 大熊篤二：色覚異常者の就職並びに進学状況．日眼，**70**：2059-2072, 1966.
4) 高柳泰世，倉地奈保子：色覚異常者に対する社会的制限調査．日本の眼科，**58**：801-814, 1987.
5) 長屋幸郎：巻頭の言　学校保健検討委員会に期待する．日本の眼科，**53**：823-824, 1982.
6) 馬嶋昭生：学校保健法による全児童生徒の色覚検

査は必要である.日本の眼科,**63**:273-278,1992.
7) 宇津見義一:学校保健の頁 平成15年4月からの色覚検査削除について.日本の眼科,**74**:135-136,2003.
8) 高柳泰世,長屋幸郎,市川一夫ほか:地域医療における学校保健 Ⅱ 色覚.日本の眼科,**55**:447-454,1984.
9) 市川一夫,鳥井文恵,高柳泰世ほか:名古屋市学童の集団検診による先天色覚異常の頻度.眼臨,**74**:959-962,1980.
10) 田中芳樹,田中 清,横山 翔:新しい色視力検査システムの開発と色視力の検査例.画像電子学会誌,**41**:487-495,2012.
11) 田邉詔子:海技従事者の身体基準(四級小型船舶操縦士の弁色力)に関する調査研究中間報告書.日本海技協会,pp.4-5,1994.
12) 市川一夫,田邉詔子:眼科医は先天赤緑色覚異常に如何に対処すべきか.日眼,**99**:123-128,1995.
13) 市川一夫:知られざる色覚異常の真実.幻冬舎,pp.2-74,2015.

特集／色覚異常の診療ガイド

仮性同色表

中村英樹*

Key Words : 石原色覚検査表Ⅱ(Ishihara's Test for Colour Deficiency Ⅱ), SPP 標準色覚検査表第 1 部先天異常用 (standard pseudoisochromatic plates part 1), SPP 標準色覚検査表第 2 部後天異常用 (standard pseudoisochromatic plates part 2), SPP 標準色覚検査表第 3 部検診用 (standard pseudoisochromatic plates part 3)

Abstract： 仮性同色表は，正常色覚と異常色覚の色感覚の違いを利用して，両者をふるい分ける検査表であり，主に先天用のものはスクリーニング検査として健康診断で用いられることが多い．あくまで仮性同色表の検査結果は推定診断であり確定診断ではない．しかし，パネル D-15 と併用することにより，およその色覚異常の型および程度が判定できる．

はじめに

仮性同色表は，正常色覚と異常色覚の色感覚の違いを利用して，両者をふるい分ける検査表である．仮性同色表は，数種類の色がモザイク状に配列され数字や形などの図形が描かれており，主に正常色覚と色覚異常を分けるスクリーニング検査として用いられる．あくまで仮性同色表の検査結果は推定診断であり確定診断ではない．先天色覚異常用と後天色覚検査用のものがあるが，今回は主に先天色覚検査異常用について解説する．

後天色覚異常用は，各種眼疾患の診断の補助として，疾患の経過，予後，治癒の判定に用いる．心因性視力障害の判定にも有効である．

仮性同色表の種類

仮性同色表は，先天色覚異常検出用には石原色覚検査表(図 1), SPP 標準色覚検査表第 1 部(図 2), 東京医科大学式色覚検査表などがあるが，現在手に入れることができる表は，前者 2 つの表である．

後天色覚異常検出用には標準色覚検査表第 2 部，第 3 部がある．

Hardy, Rand, Rittler らは仮性同色表を 4 つの型に分けている．消失型(図 3), 変化型(図 4), 隠蔽型(図 5), 分類型(図 6)である．消失型は正常色覚者には容易に読めるが色覚異常者には読めない表であり何表も続くと色覚異常者の精神的負担は大きい．変化型は図柄が 2 つあり一方は正常色覚者に，他方は色覚異常者に読めるように色と明度差を選んであり読み方が異なる表である．隠蔽型は正常色覚者にとって消失型で色覚異常者には読める表であり，変化型や隠蔽型は色覚異常者にも読むことができるため心理的負担は少ない．分類型は 1 型と 2 型を区別する目的の表である．ただし，仮性同色表だけで色覚異常の型種類や程度判定はできない．

石原色覚検査表Ⅱ(石原表)

先天色覚異常の検出表として世界中で使用され，国際的に最も普及度の高い色覚検査表であり，通称石原表と呼ばれている．2013 年に従来の石原

---

* Hideki NAKAMURA, 〒465-0094 名古屋市名東区亀の井 1-214-2 名東眼科，院長

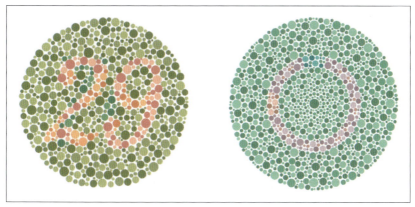

図 1. 石原式色覚検査表Ⅱ

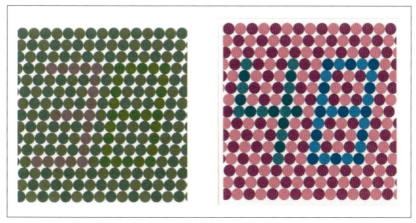

図 2. 標準色覚検査表 第1部 先天異常用

検査表の数字表と曲線表に,新色覚検査表(大熊表)の環状表が加わり石原検査表Ⅱとしてリニューアルされている.国際版38表,24表,コンサイス版14表の3つの型がある.

先天赤緑異常を検出し,1型,2型を分類する表である.国際表の一部は筆でたどる曲線表であり,数字がわからない人のための表である.曲線表は通常は用いないが,用いる場合は筆などでたどらせる.数字は筆記体でややわかりにくいことがある.第1表はデモンストレーション表であり,視力0.1以上で読めるように作られている.検査法は,3秒以内に数字を答えさせる.検査距離75 cm,昼光照明で視線に垂直に提示する.ページがめくりやすく作られており,順番を入れ替えることも可能である.環状表は購入時には正読の切れ目がすべて上になっているため,あらかじめ回転させて向きをバラバラにしておくとよい.

日光に曝すと表の色の褪色を起こすため,5年ごとに変えるよう推奨されている.

数字表と環状表の合計22表のうち,誤読数が4表以下は「正常」,5~7表は「異常の疑い」,8表以上を「異常」とする.分類表は,あくまで参考程度にとどめ,他の仮性同色表の結果やパネルD-15の結果を踏まえて判断するのがよい.石原表は検出率が非常の高い検査であるが,色覚異常者には読めない表が多く,精神的な負担が大きい.

標準色覚検査表第一部先天異常用(SPP-1)

1個または2個のデジタル型数字を図柄とする.数字の形を示すための参考図形もある.

初めの4表はデモンストレーション表(第4表は数字のないもの)である.第1表を誤ればヒステリーか詐病などの疑いがあり,被験者に参考図形を示すべきである.第5~14表は検出表,第15~19表は分類表である.第5~19表には2つの数字があり,検出表の数字の一方が正常者に,他

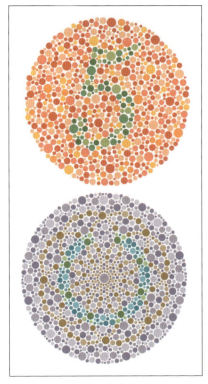

図 3. 消失型

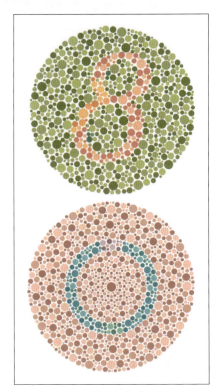

図 4. 変化型

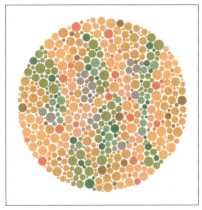

図 5. 隠蔽型

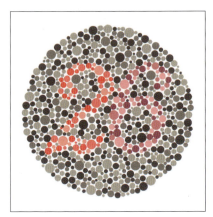

図 6. 分類型

方が色覚異常者に読める．正常者の多くは2つとも数字が読めるが「正常」の数字のほうが明瞭に見える．分類表で一方の数字が1型色覚に，他方が2型色覚に読める．正常と異常の両方の数字に誤読の多い被験者には，参考図形で数字の形を教えてから再検査する．検査距離75 cm，昼光照明，少なくとも500ルクスで，視線に垂直に提示し3秒以内に数字を答えさせる．判定としては，検出表で8表以上の正読は正常とし，3表以上の誤読を異常とする．分類表では，どちらの数字を読めるかによって1型，2型色覚を判定する．分類表の両数字を正読する場合は，どちらの数字が読みやすいか確認することが必要である．デモンストレーション表の第2，3表が読めなければ1色覚，3型色覚，後天色覚異常の疑いがある．

　石原表に比べ，先天色覚異常にも読める表が多く，被験者にとって精神的な負担が軽い．

　また，参考程度だが分類表の精度が比較的高い．

検査の仕方

　検査方法が簡易のため省略しがちだが，必ず各検査表のマニュアルを一度よく読んだうえで，正しい検査条件・方法で行うことが大切である．仮性同色表は紙面上の物体色でトリックのようなものであり，見る距離・時間・照明光が適切でないと検査結果が変わってしまうため，必ず定められた条件下で検査する必要がある．

　また，被験者に対する精神的配慮が必要である．被験者は「読めない」「わからない」「間違える」ことに対して不安を抱いていることが多いため，どのような答えをしてもポーカーフェイスで冷静に受け入れ，心理的負担を軽減する必要がある．石原表に比べSPPは消失型が少ないため色覚異常者にも読める表が多く，被験者の精神的負担が少ないので，両者の検査する場合は先にSPPから検査をするとよい．

検査結果の判定について

　仮性同色表は主にスクリーニング目的で色覚異常の診断よりも色覚異常の発見がその役割であり，複数の仮性同色表を組み合わせて行うのが望ましい．検査結果の判定・解釈については，誤読数から判定するのが深い知識を持っていなくてもできるため一番シンプルである．仮性同色表の誤りの数は異常の型や程度を知るのにはあまり役立たない．

　ただし，下記の点については考慮しておく必要がある．

- 石原表は非常に鋭敏であるため，保因者の女性も誤読することもある．
- SPPは程度の軽い色覚異常の場合は正常と判定されることがある．
- 誤読数が多い場合，稀に眼疾患による後天色覚異常が紛れていることがある．
- 誤読した場合の読み方が，色覚異常の読み方として予想されるものでない場合は，不注意であったり年齢的な偶発的な誤りの場合が多い．
- 判定で正常範囲とされている誤読数の場合でも，それが色覚異常者の読み方として予想される答えである場合は軽度の色覚異常が疑われる．

おわりに

　仮性同色表の主な目的は色覚異常の検出だが，複数の仮性同色表，パネルD-15テストを併用し，これらの結果を正しく判定する色覚異常に関する基本的な知識があれば，色覚異常の型や程度判定・指導は可能と思われる．

参考文献

1) NATIONAL ACADEMY PRESS：色覚検査の手引—職業適正の立場から—
2) 太田安雄，清水金郎：色覚と色覚異常，金原出版，1992．
3) 北原健二ほか編：眼科診療プラクティス66　色覚の考え方，文光堂，2001．
4) 市川一夫，田邉詔子，深見嘉一郎：先天色覚異常の検査と指導，金原出版，1996．
5) 日本眼科医会：色覚診療の手引き．

特集/色覚異常の診療ガイド

色相配列検査

中村英樹*

Key Words : パネル D-15 テスト (Panel D-15 Test)

Abstract : パネル D-15 テストは,基準色票から 15 個の色票を色の似ている順に並べる検査である.
　色票の裏にある番号を並んだ順に結んでいくと記録図ができる.記録図がだいたい円形であれば pass,円を横断する線が 2 本以上あれば fail である.記録用紙に 1 型 (protan),2 型 (deutan),3 型 (tritan) の指示線があり,横断する線がどの指示線と同じ方向にあるかによって色覚異常の型判定ができる.Fail ならば強度色覚異常,pass ならば中等度以下の色覚異常または正常色覚である.

はじめに

色相配列検査とは,色票を似たものから順に並べる検査である.細かい色識別を評価するためのものとして Farnsworth-Munsell 100 Hue Test,色混同を検査するものとしてパネル D-15 テスト,New Color Test などがある.

色相配列検査は仮性同色表と同じく,検査が易しく検査に慣れていない被験者でも可能である.100 Hue Test は色識別能の指標として鋭敏であるが,検査に時間がかかり被験者の負担が非常に大きいため高齢者にはあまり適当ではない.一方で,パネル D-15 テストは大まかな色混同を簡便に検査できる.ただし,細かい色識別能検査のためのものではなく,強度色覚異常か中等度以下の色覚異常かを程度判定するものであり,pass ならば正常色覚とは判定できない.100 Hue Test や New Color Test に関しては,臨床の場で用いられることは少ないため,今回は主にパネル D-15 テストについて説明する.

パネル D-15 テスト

パネル D-15 テストは強度の色識別能低下のあるものを検出する目的で作られている.赤緑異常のほかに青黄異常と 1 色覚も検出できる.固定された基準色票 1 個と 15 個の色票が箱に収められている (図 1).色票は色環に沿ってだいたい等間隔の色差になっており,100 Hue Test (図 2) と同じ彩度である.色票にはプラスチックの枠がついていて,50 cm で 1.5 度の視角となる.固定されていない色票の裏には色環に沿った番号が付いている.

検査方法として,箱の外に色票を順不同に置く.固定された基準色票に一番近い色から順に箱の中へ並べるように被験者に指示する.箱は 270 ルクス以上の昼光照明下で扱いやすい距離に置く.正常者の大半は 1 分以内に並べることができ,時間の制限はない.

この際に色面を汚したり指紋をつけたりしないように,検者も被験者もプラスチック枠の部分を持つか,手袋をつける.

---

* Hideki NAKAMURA,〒465-0094　名古屋市名東区亀の井 1-214-2　名東眼科,院長

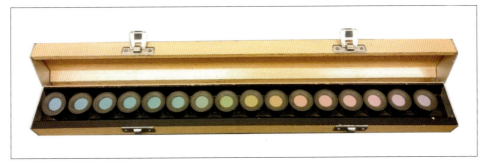

図 1. パネル D-15 テスト

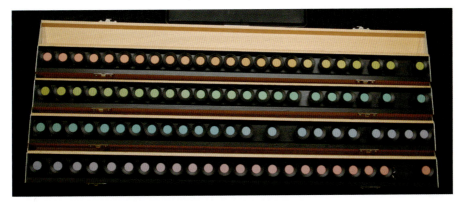

図 2. Farnsworth-Munsell 100 Hue Test

結果の判定

色票の番号を，配列された順に記録用紙の図の上に記録する．図は基準色から円形に正しい順序の番号が書いてあり，配列された色票の番号を順に線で結ぶ．正しい配列ならば，線は色相環をなぞる形となるが，離れた番号の色票が隣にくる場合，線は色相環を横切ることとなる．横断線が2本以上あれば fail，それ以外の場合は pass であり，結果判定は pass か fail のみである．

＜pass＞（図 3）

①No error：誤りがない場合

②Minor errors：3 番と 4 番の逆転といったように隣同士や 1 つおいた隣などの場合

③One error：途中から順序が逆になって色相環を横断する誤りが 1 本だけの場合

②や③のように記録図を横断しない誤りは正常者でも不注意によって起こる．小児の場合はよく見受けられるが，正常の範囲に入る．

＜fail＞（図 4）

強度の色覚異常の場合は多数の横断線を示し，記録図は平行線のようになる．横断線の方向は色覚異常の型に特有であり，1 型（prptaun），2 型（deutan），3 型（tritan）の軸が記録用紙に示されている．

結果の解釈

結果の解釈として，検査結果以外に検査時の配列時間なども程度判定に役立つ．

正常色覚や軽度色覚異常者は，迷わず色票を選んで並べ終える．中等度異常者は，長い時間迷っていることがよくある．強度異常者は，すらすらと fail の配列をすることが多い．

迷って時間がかかった場合や，典型的でない配列をした場合は再検したほうがよい．

パネル D-15 テストの pass/fail と 3 色覚/2 色覚とは，約 90％一致といわれている．

Fail でなければ正常色覚というわけではなく，あくまで強度異常と中等度以下とを分類する検査である．軽度と中等度の分類はランタンテストが必要になるが，現在入手不可能である．

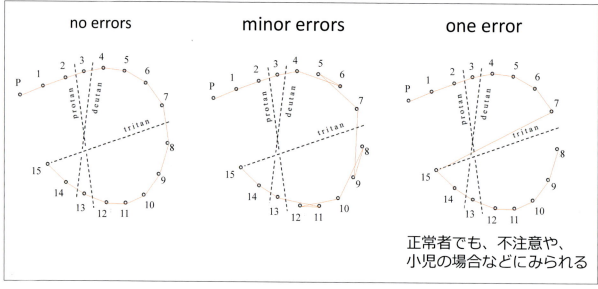

図 3. 結果の解釈の仕方 "pass"

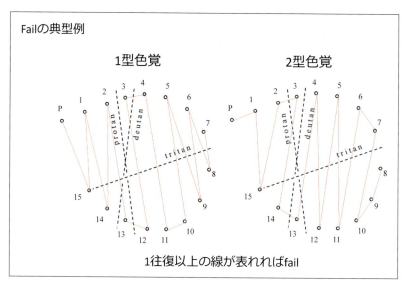

図 4. 結果の解釈の仕方 "fail"

おわりに

本誌「仮性同色表」の項でも述べたが，複数の仮性同色表，パネル D-15 テストを併用し，これらの結果を正しく判定する色覚異常に関する基本的な知識があれば，アノマロスコープがなくとも色覚異常の型や程度判定・指導は可能と思われる．

参考文献

1) NATIONAL ACADEMY PRESS：色覚検査の手引―職業適正の立場から―.
2) 太田安雄，清水金郎：色覚と色覚異常，金原出版，1992.
3) 北原健二ほか編：眼科診療プラクティス 66 色覚の考え方，文光堂，2001.
4) 市川一夫，田邉詔子，深見嘉一郎：先天色覚異常の検査と指導，金原出版，1996.
5) 日本眼科医会：色覚診療の手引き．
6) FARNSWORTH パネル D-15 テスト 取扱説明書．

特集/色覚異常の診療ガイド

アノマロスコープ,ランタンテスト

田邉詔子*

Key Words: アノマロスコープ (anomaloscope), 先天赤緑色覚異常 (congenital red-green color vision deficiency), 色素色色覚異常 (pigment color anomaly), スペクトル色色覚異常 (spectral color anomaly), ランタンテスト (lantern test)

Abstract: アノマロスコープ検査は難しいという先入観をなくすため,検査現場での手順を取扱説明書ふうに記述した.器械内部の光学的回路などの説明は省略し,視標の色を調節する2種類のねじ,明順応板の役割など外から見える操作部分については,重複に介意せず一操作ごとにその効果を説明した.

　視標は円形で,上下に2分されている.上半は赤と緑の混合光,下半は黄色光で,それぞれ赤と緑の混合割合を変えるねじ,黄の明るさを変えるねじがある.両ねじを調節して上下の半円が同じ色と明るさになる (均等または等色という) 値を求める.正常均等,緑黄均等,赤黄均等,第1レイリー均等,第2レイリー均等と名づけられた位置があり,どの均等が(+)であるかによって1型,2型,2色覚,3色覚の診断ができる.

　検査の差し障りになる非定型例,被検者の心理状態についても対処のしかたを述べた.

　ランタンテストは赤,緑,黄の色光の色名呼称検査である.検査光は2.4 mm径 (視距離3 mで視角2′40″) 2灯1組で,赤/赤,赤/緑,赤/黄,緑/赤,緑/緑,緑/黄,黄/赤,黄/緑,黄/黄の9組が1試行で,順不同に提示される.2灯とも正しい色名を答えれば正答である.9組中誤答3以下をパスとする.先天赤緑異常にとってこの検査は非常に難しく,パスするのは1/3以下である.

ランタンテストの有用性
　1) 先天赤緑色覚異常に特異性が高い.
　2) 信号灯を連想させる形式なので,被検者 (色覚異常者) 本人,第三者 (附添者) に色の間違いが直接わかる.
　3) 色覚検査表,パネルD-15テスト,ランタンテストの成績を組み合わせて妥当な程度判定ができる.

アノマロスコープ

　アノマロスコープは先天赤緑色覚異常を1型と2型,2色覚と異常3色覚に分類する色覚検査器である (図1).数種の機器のうち,歴史も権威もあるNagel I型は製造されなくなっていて,現在手に入りやすいものはNeitz OT IIである.

　接眼筒を覗くと,2つの半円を上下に合わせた丸い視標があり (図2),上半に赤と緑の混合光,下半に黄の単色光が提示される.赤,緑の混合割合を変える混色ねじ,黄の明るさを変える単色ねじがある.混色目盛0で緑,73では赤で,値が大きいほど赤の割合が多い.単色目盛0のとき下半は暗黒,値が大きいほど明るい黄となる.両方の

* Shoko TANABE, 〒456-0032 名古屋市熱田区三本松町12-23-6階 中京眼科視覚研究所

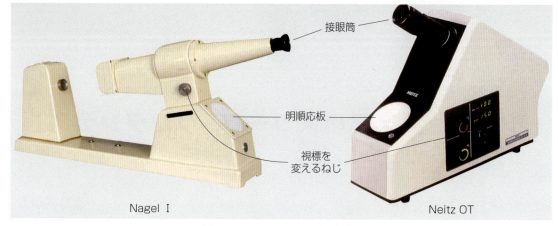

図 1. アノマロスコープの外観

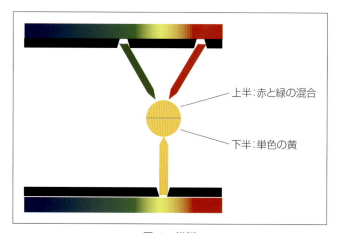

図 2. 視標
上半は赤と緑の混合割合によって緑〜黄緑〜黄〜橙〜赤と変化する．下半は黄の明るさが変化する．

ねじを調節して上半と下半の色と明るさを同じにする．同じになった状態を均等または等色といい，その時の両ねじの値を測定値とする．以下，測定値，たとえば混色目盛40/単色目盛15を混40/単15と略記する．

診断の鍵となる均等の名称と位置を図3に示す．それぞれの均等の視標は，正常眼には大体図のように見える．器械にも被検者にも数目盛のばらつきがあるので，測定値として付記してあるのはおよその値である．ちなみに他のアノマロスコープと結果を比較する場合は，生のデータでなく異常比 Anomalous Quotient（A. Q.）を使う[1)2)]．a：正常均等の混色目盛，a′：被検者の均等の混色目盛，A. Q.＝73−a′/a′：73−a/a である．

初級用　検査の手順（図4）

視標が正面に見えていることを確かめる．

視標は色覚正常の眼の正常均等に（図3）予め設定しておく．

ねじの操作は原則として検者が行う．

①-a　正常均等（＋）

・視標の上半と下半の色が同じ

・上下よく似ている．ねじを少し調整して同じ色にできる……ならば一旦視標から眼を離して明順応板（図1）を見，再び視標に戻る．そのとき上下の色が同じなら正常均等（＋）と確認される．これを絶対均等という．視標を見る時間は1回に数秒以内とし，時間が足りなければ明順応をもう一度してから見直す（正常3色覚も正常均等（＋）であるが，正常3色覚は通常アノマロスコープの対象とされないのでここでは言及しない）．

ここまでで，被検者は1型か2型かの2色覚であると予想できる．

1型か2型かを予想する

視標の下半を消す（単色目盛を0にする）．上半の明るさを，混色目盛0の時と73の時で比べる．0で明るく，73で暗ければ，1型と予想される．→②へ

0でも73でもあまり変わらなければ，2型と予想される．→③へ

色覚検査表，パネルD-15テストが検査してあれば，その結果から1型か2型かを推定することも可能である．

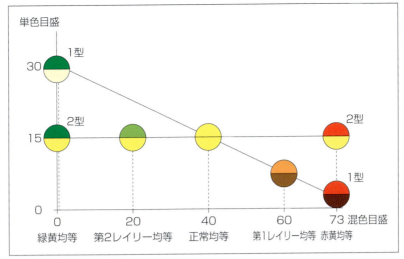

図 3. 診断に必要な均等の位置と名称

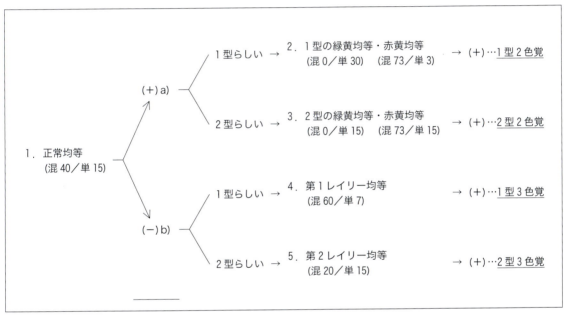

図 4. 検査の順序

② 1型を予想

緑黄均等混0/単30付近と,赤黄均等混73/単3付近で,単色ねじを少しずつ動かして等色する点を探す.1か所みつかったら,明順応板と視標を交互に見せて均等(+)であることを確かめる.1型の緑黄均等,1型の赤黄均等とも(+)であれば1型2色覚である.

③ 2型を予想

緑黄均等混0/単15付近,赤黄均等混73/単15付近で単色ねじを少しずつ動かして等色点を探し,1か所みつかったら,明順応-視標-明順応-視標と数回見比べて絶対均等(+)であることを確かめる.緑黄均等が混0/単15付近,赤黄均等が混73/単15付近で成立すれば,2型2色覚である(稀に緑黄均等,赤黄均等の一方が(+),他方が(−)の症例がみられる.後述する非定型例の1つであるが,そう診断するためには均等の(+),(−)を慎重に確認しなくてはならない).

①-b 正常均等(−)

1型→④か,2型→⑤かは,正常均等の視標がどのように見えるかによって予想がつく.

視標の上半が緑,下半が赤〜黄というように,

上半に赤みが少ない感じならばおそらく1型であるから④へ

上半のほうが赤みが強ければおそらく2型であるから⑤へ

④　1型を予想　第1レイリー均等を探す

混色を60に固定し，単色を6.5，7，7.5
混色を62に固定し，単色を6，6.5，7
混色を58に固定し，単色を7.5，8，8.5

この中に均等らしい位置が多分みつかる．明順応板と交互に見て，絶対均等と確かめることができれば<u>1型3色覚</u>である（1型色覚の均等領域は図3のごとく，混色の値が大きくなるにつれて単色の値が著明に小さくなる．1型色覚者はこの明るさの変化に非常に敏感なうえ，明るさの違いと色の違いを混同した答えをしばしばして，検者が解釈に苦しむことになる．第1レイリー均等を手際よく得ることはアノマロスコープの手技の中で最も難しいことのひとつである）．

⑤　2型を予想　第2レイリー均等を探す

混色を20に固定し，単色を0.5目盛刻みで13.5～16の範囲を検索すると，多くは均等らしい位置がみつかる．均等らしい値がなければ混色を22にして同様に検索する．単色目盛は同じ13.5～16，0.5目盛刻みでよい．均等が得られたら明順応板と交互に見て絶対均等を確かめる．確認できれば<u>2型3色覚</u>である．

第1レイリー均等も第2レイリー均等も，得られた値の前後を2～3目盛ごとに検査して，均等の成立する境界を求めておくことが，診断の確証として望ましい．

まとめると，先天赤緑異常の基本的な4類型を診断するために最小限必要な均等は図5のとおりである．日常の眼科臨床で遭遇する先天赤緑異常の約90％は4種の病型のどれかにあてはまる．第1レイリー均等，第2レイリー均等は当然，それぞれ1型2色覚，2型2色覚の均等範囲（図5：グレーで示した領域）に含まれている．

上級用─より良い検査をするために─

前項のように簡明な検査のルートに合わない症例が10％くらいある．経験者の助言を求めるのが近道であるが，次のようなことが原因として考えられる．

1）被検者の心理
2）色覚異常からくる色名呼称の誤り
3）非定型的な病型
4）後天色覚異常

1．被検者の心理

色覚異常者には色覚異常と検査について多かれ少なかれ偏向があって，劣等感，不安，軽く診断されようとする作為，強がりなどで答えが歪められ，経験を積んだ検者でも時に難渋する．

アノマロスコープは被検者の答えだけを拠りどころとする検査であるから，被検者が冷静に判断してありのまま答えてくれる必要がある．被検者の態度に，過度の神経質，逆に投げやりな気持ちなど好ましくない様子が感じられたら，検査に先立って，または途中でも，検査の内容や目的を少しずつ静かに，話しながら検査を進める．

曰く，

・円を上下に区切った2つの半円の色を比べる検査です．上と下が同じ色か，違う色か言ってください．

・どんな答えが正しいか，どんな答えが間違いかは定まっていません．あなたの判断で定まるので，見えたとおり言ってください．

・わざと違う答えをすると，後で矛盾が出てきて検査が無駄になりますから，あっさりと答えてくださいね．

ねじを動かして視標の色を設定することは検者が行う．すでに均等らしい値（絶対均等でなくてもよい）がわかっていれば，それに続く領域へ広げていく．最終的には絶対均等の範囲を求める．

検者が平静を保つことが大切である．腑に落ちない答えであっても問いただしてはいけない．被検者を不穏にするからである．同じ値を再検査し

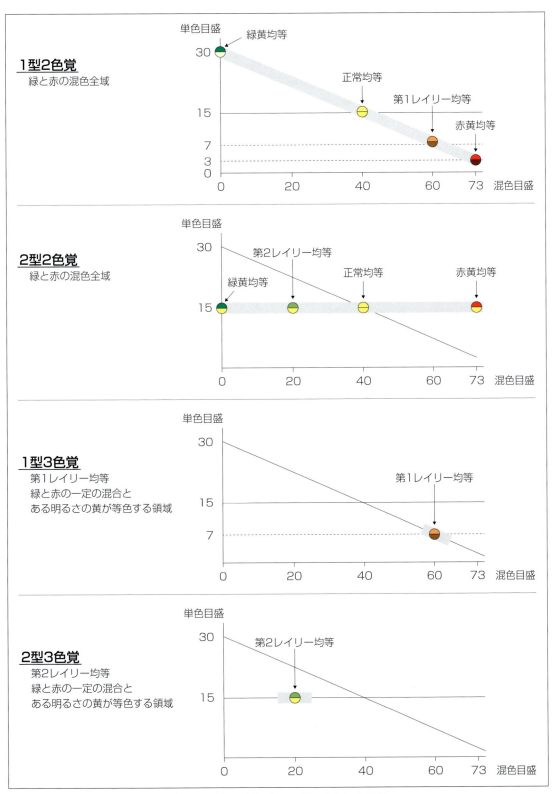

図 5. 1型, 2型色覚の4型にみられる均等

たいなら，検査を進めていく過程でさりげなく同じ値を挿入する．

不安定な心理状態は，入学試験や採用試験を目前に控えた被検者にありがちである．検者はむしろカウンセラーの心構えで被検者に接する必要がある．

被検者を落ち着かせ，協力的な気分にさせることができれば，アノマロスコープ検査はしやすくなる．

年少の被検者はかえって邪念がなくて扱いやすい．視標をうまく覗くことができさえすれば，「おなじ」「ちがう」という答えは意外に明快で再現性もよい．

2．色覚異常からくる色名呼称の誤り

実際の色とその呼称のくいちがいは色覚異常の特性に由来する困難であって，非常に取り扱いが難しい．

日常，色覚異常者は赤，緑，黄など正常者と同じ色名を大過なく使っているように見えるが，強度色覚異常者では色そのものと呼称との対応が正常者とは大きく異なる[3]．

ある2型2色覚の被検者は，第2レイリー均等混22/単15の視標を，上が赤/下が緑と答えた．単色黄を1目盛下げて混22/単14とすると，上下とも黄で同じ色だと言った．

2つの視標は第2レイリー均等の範囲内にあり，違いは単色黄の1目盛のみである．1目盛の明るさの差は，色覚正常の眼には隣接させない限りわからないが，この被検者には混22（正常眼では黄緑）が単15の黄が隣接すると赤に見え，単14の黄の隣では黄に見えたということになる．

これはアノマロスコープに使われている色670 nm（赤），546 nm（緑），589 nm（黄）が1型・2型2色覚の混同色であることから説明できる．つまり，この3色は2色覚者にとっては同じ色なので，色と呼称との対応は常に偶然なのである．したがって，こういう被検者の赤とか緑とかいう答えは目盛を調節する目安には全然ならない．だからといって被検者の答え方に注文をつけるのはよくない．上か下かどちらが赤いかなどと検者が色名を言うのは禁忌である．被検者は赤みの全くない色を見ているかもしれないからである．

また，このタイプの被検者には色順応が起こりやすく[1)2)]，視標を見る時間が1分程度でも広い領域の比較均等が成立してしまうことがあるので，等色（+）（−）の判定には十分な注意が要る．

3．非定型的な病型

非定型例は1型・2型色覚の基本型（図5）以外のもので約10％ある．文献に，色素色色覚異常，色覚鈍麻，色覚衰弱，極度異常3色覚，スペクトル色色覚異常などが記載されている[1)2)]が，異同が明確でなかったり，基本の病型の変動範囲とみられる所見であったりするものが多い．それらのうちで，頻度からも病態からも基本の4病型の亜型とみることができるものは色素色色覚異常と極度異常3色覚であると思われる．

色素色色覚異常：先天赤緑異常の20年間の自験例3875例中112例が色素色色覚異常であった[4)]．112例はすべてアノマロスコープ以外の臨床色覚検査（色覚検査表，パネルD-15テスト，ランタンテスト）で2型3色覚の結果を示し，アノマロスコープだけは正常3色覚の所見であった．112例には兄弟3家系，息子と母親2家系が含まれている．

診断は，こういう症例の存在を知っていれば難しくない．正常均等範囲が数目盛拡大している例もあるが，正常均等のみ（+）で，第1レイリー均等や第2レイリー均等が（−）であることを確認すれば十分である．

極度異常3色覚：名称のとおり2色覚と異常3色覚の中間─2色覚より軽く異常3色覚より強い─と考えればよい．1型と2型がある．

アノマロスコープの均等は，第1レイリー均等や第2レイリー均等に連続する領域へ拡大し，さらに緑黄均等，赤黄均等のどちらかまで続いている場合もある．得られた均等を図5に描き加えてみると，一目で中間型とわかる．診断は容易で，マニュアルに沿って均等を探って行けばひとりで

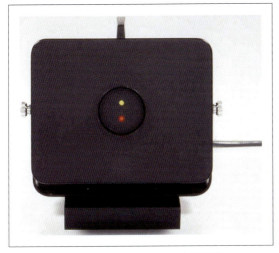

図 6. JFC ランタンテスト提示部
3 m の距離から見る.

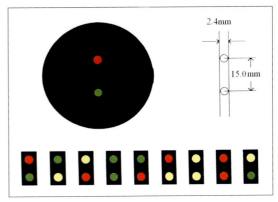

図 7. 提示色
2 灯ずつ 9 組で 1 試行

に診断に到達する.

　スペクトル色色覚異常:色素色色覚異常と対照的に,アノマロスコープで第 1 レイリー均等または第 2 レイリー均等を示し,色覚検査表その他では色覚正常と判定されるもので微度色覚異常とも称する.色覚検査表をパスしてしまうのでアノマロスコープ検査に回る機会があまりないが,検査をすれば普通の第 1 または第 2 レイリー均等を示す,非常に軽い異常 3 色覚である.

4.別の疾患の症状―後天色覚異常[5]

　網膜や視神経の疾患たとえば正常眼圧緑内障,視神経炎,薬剤副作用などの初発症状として色覚異常が発現することがある.色覚異常以外の症状が出ていない時期には大変診断が難しい.赤緑異常と青黄異常の混じった曖昧な色覚障害で,心因性と疑われる場合もある.

　本来アノマロスコープの対象ではなく,決め手となる所見が得られることは稀である.

　この類の色覚障害は意外に多い.アノマロスコープの検者としては,何か原疾患が存在することに早く気づくべきである.色覚異常にとらわれて,原病の検索や処置の時期を失してはならない.

　色覚検査を依頼された被検者ならば,検査結果を添えて早く紹介元へ返すのが順当である.

ランタンテスト

　ランタンテストは当初,信号灯を模して作られ,欧米で 19 世紀後半から使われていたが,性能も使い勝手も満足すべきものでなく,同一機種が普及するには到らなかった.

　20 世紀中頃,ランタンテストは信号灯の模型とは一線を画して,色光による色覚検査器であるべきという理念に基づいて Farnsworth(ファンズワース)ランタンが開発された[6].

　本邦では Farnsworth ランタンの流れを汲む市川ランタン[7]が専ら使われ,それを復元改良したJFC ランタン[8]が後を継いだ.

　図 6 は JFC ランタンの正面像である.提示光は,赤 630 nm,緑 555 nm,黄 580 nm の発光ダイオードランプで,図 7 のように縦に 2 灯ずつ,順不同に提示される.被検者は提示された 2 灯の色を答える簡単な検査である.答えを入力するキーがある.3 色のすべての組み合わせ 9 組で 1 試行,原則として 2 試行検査する(図 8).

　1 組の提示 2 秒,検査距離 3 m,視角 2′ 40″ である.

　2 灯のうち 1 灯でも誤れば誤答で,9 組中の誤答数 x/9 をスコアとする.3/9 以下がパスである.緑を青,黄を白という答えは正答に準ずるとみなす.「わからない」は誤答の一種として入力できるが,RETRY キーで再提示してもよい.

　色覚正常者にとっては検査といえないほど易しい課題であるが,色覚異常者には非常に難しく,検査中被検者はしばしば絶句したり答える声が小さくなったりする.検者は被検者の近くに居て,答えに対して「はい」とか「次は?」とか促す言葉を

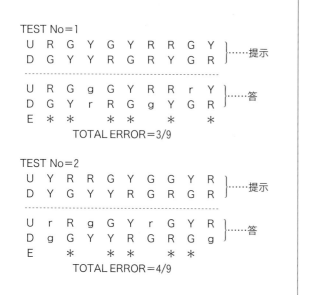

図 8. 2試行の検査成績
小文字は誤認．＊印は正答

かけるとよい．

　色覚検査表で正常と判定され，ランタンテストの誤答なしという微度色覚異常者でも提示光の視角を小さくしたり提示時間を短くすると容易に誤答が誘発される．一方，色覚正常者は，検査表が読めないくらいの視力障害があっても色光の色が正答できることが多い．1型・2型色覚であるか否かは，ランタンテストで直ちにわかるといってよい．

　先天色覚異常者は色覚検査表やアノマロスコープのような非日常的な検査で異常と診断されることに不服である．その点ランタンテストは色の間違いが本人にも第三者にも納得しやすく，事後の指導に好都合である．

　ランタンテストは，媒体が色光であること，もともと適性を的に発展してきた検査であることなどで，他の色覚検査とは一味違っている．理論を基盤とした検査表や配列検査に対して，実践的な面から色覚異常を扱う方法として有用であり，検者にも被検者にも負担の少ない利点もある．

　Farnsworth や馬嶋の色覚異常程度分類[8]は，色覚検査表，パネル D-15 テストにランタンテストが加えられたことで，社会的に妥当な基準となった．

　しかし，ランタンテストは現在製造されていないことが惜しまれる．

文　献

1) Heinsius E：Über die verschiedenen Formen der Trichromasie, sowie über die Grenze zwischen Farbentüchtigkeit und Farbenuntüchtigkeit. Klin. Mbl Augenhlk, **135**：95-107, 1959.
   Summary　定型的でないアノマロスコープ所見を主に病態を解説し，職業適性の観点から詳細な分類がなされている．

2) 市川　宏：眼科検査法ハンドブック（湖崎　克ほか編）医学書院，アノマロスコープ：171-178, 1985.
   Summary　Nagel I 型アノマロスコープの構造原理，使用法など先天赤緑異常を主に色覚異常全体を解説してある．

3) 岡島　修，中村かおる：色覚異常者の色誤認と職業適性．臨眼，**51**：7-12, 1997.

4) Shoko T, Kaitiro H：Results of clinical colour vision tests of "Pigmentfarbenanomale", Colour Vision Deficiencies XIII Cavonius (ed.) Kluwer Academic Publishers, Dordrecht, 99-104, 1997.

5) 田邉詔子：後天色覚異常．眼科，**41**：867-872, 1999.

6) Cole BL, Vingrys AJ：A survey and evaluation of lantern tests of color vision. Am J Optom Physiol Opt, **59**：346-374, 1982.
   Summary　信号灯の模型から始まったランタンテストが改良を重ねて色覚検査器として独立するに到った歴史と機器の変遷が紹介されている．

7) 市川　宏：安全色覚について—新型ランタンの紹介—．眼臨，**56**：285-287, 1962.
   Summary　信号，塗料など色の関わる分野での適性の相違から安全色覚の概念を提唱．

8) 田邉詔子，山出新一，市川一夫：異常色覚程度判定のための JFC ランタンの規準，臨眼，**60**：353-356, 2006.

9) Farnsworth D：Testing for color deficiency in industry. Arch Indust Health, **16**：100-103, 1957.

10) 馬嶋昭生：先天性色覚異常の診断基準について III　眼紀，**23**：170-175, 1972.

NEITZ
ナイツ アノマロスコープ

Anomaloscope
OT-Ⅱ

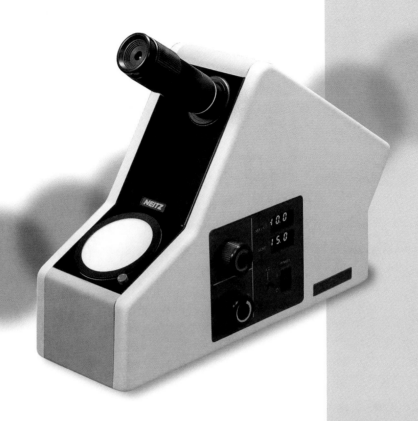

ナイツ アノマロスコープの特徴

- サイズがコンパクトで軽量化されていますので手軽に持ち運ぶことができます。また、置く場所を取りません。

- 混色、単色値はデジタルで発光表示されますので、読みとり易くまた読取誤差が少なくなっています。

- アノマロスコープは、先天性色覚異常の診断に欠くことのできない検査器で、色覚検査表で分類、程度判定の困難な色覚異常を確実に診断できる眼科臨床上必須の光学器械であります。

色覚異常の種類	1型色覚	2型色覚
2色覚	1型2色覚	2型2色覚
異常3色覚	1型3色覚	2型3色覚

株式会社ナイツ 〒102-0082
東京都千代田区一番町15-21 一番町コート4階
TEL.03-3237-0555(代) FAX.03-3237-0554
www.neitz.co.jp

好評書籍

超アトラス 眼瞼手術
―眼科・形成外科の考えるポイント―

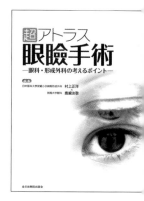

編集　日本医科大学武蔵小杉病院形成外科　村上正洋
　　　群馬大学眼科　鹿嶋友敬

B5判／オールカラー／258頁／定価　本体9,800円＋税
2014年10月発行

形成外科と眼科のコラボレーションを目指す，意欲的なアトラスが登場！眼瞼手術の基本・準備から，部位別・疾患別の術式までを盛り込んだ充実の内容．計786枚の図を用いたビジュアルな解説で，実際の手技がイメージしやすく，眼形成の初学者にも熟練者にも，必ず役立つ1冊です．

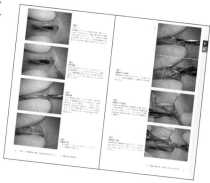

目次

I 手術前の[基本][準備]編―すべては患者満足のために―
  A まずは知っておくべき「眼」の基本
    ―眼科医の視点から―
  B おさえておきたい眼瞼手術の基本・準備のポイント
    ―形成外科医の視点から―
  C 高齢者の眼瞼手術における整容的ポイント
    ―患者満足度を上げるために―
  D 眼瞼手術に必要な解剖
  E 眼瞼形成外科手術に必要な神経生理

II 眼瞼手術の[実践]編
  A 上眼瞼の睫毛内反
    上眼瞼の睫毛内とは
    埋没縫合法
    切開法(Hotz変法)
  B 下眼瞼の睫毛内反
    下眼瞼の睫毛内反とは
    若年者における埋没法
    若年者におけるHotz変法
    退行性睫毛内反に対するHotz変法(anterior lamellar repositioning)
    Lid margin split法
    牽引筋腱膜の切離を加えたHotz変法
    内眥形成
  C 下眼瞼内反
    下眼瞼内反とは
    牽引筋腱膜縫着術(Jones変法)
    眼輪筋短縮術(Wheeler-Hisatomi法)
    Lower eyelid retractors' advancement (LER advancement)
    牽引筋腱膜縫着術と眼輪筋短縮術を併用した下眼瞼内反手術

  D 睫毛乱生・睫毛重生
    睫毛乱生・睫毛重生とは
    電気分解法
    毛根除去法
    Anterior lamellar resection(眼瞼前葉切除)
  E 上眼瞼下垂
    上眼瞼下垂とは
    Aponeurosisを利用した眼瞼下垂手術
    Muller tuck法(原法)
    CO_2レーザーを使用した眼瞼下垂手術(extended Muller tuck 宮田法)
    Aponeurosisとミュラー筋(挙筋腱膜群)を利用した眼瞼下垂手術
    眼窩隔膜を利用した眼瞼下垂手術(松尾法)
    若年者に対する人工素材による吊り上げ術
    退行性変化に対する筋膜による吊り上げ術
    Aponeurosisの前転とミュラー筋タッキングを併用した眼瞼下垂手術
  F 皮膚弛緩
    上眼瞼皮膚弛緩とは
    重瞼部切除(眼科的立場から)
    重瞼部切除(形成外科的立場から)
    眉毛下皮膚切除術
  G 眼瞼外反
    下眼瞼外反とは
    Lateral tarsal strip
    Kuhnt-Szymanowski Smith変法
    Lazy T & Transcanthal Canthopexy
  コラム
    眼科医と形成外科医のキャッチボール

全日本病院出版会
〒113-0033　東京都文京区本郷3-16-4　Tel:03-5689-5989
http://www.zenniti.com　　　　　　　　Fax:03-5689-8030
お求めはお近くの書店または弊社ホームページまで！

特集/色覚異常の診療ガイド

遺伝

村木早苗*

Key Words: 長波長感受性錐体(L錐体:long-wavelength-sensitive cone), 中波長感受性錐体(M錐体:middle-wavelength-sensitive cone), 短波長感受性錐体(S錐体:short-wavelength-sensitive cone), 複合保因者(mixed carrier), X連鎖性遺伝(X-linked inheritance), 視色素遺伝子(visual pigment gene)

Abstract: 先天赤緑色覚異常はX連鎖性遺伝である. X染色体上にはL錐体とM錐体をコードする遺伝子であるL遺伝子とM遺伝子がある. 先天赤緑色覚異常はL錐体もしくはM錐体の欠損で生じ, それぞれL遺伝子あるいはM遺伝子が欠損している. その原因としては遺伝子配列間の相同組み換えによってできる視色素遺伝子の欠損やハイブリッド遺伝子が挙げられる. 先天赤緑色覚異常の多くは遺伝子型で表現型を説明できる. しかし近年, 遺伝子型と表現型が100%一致しないことがわかり, 正常遺伝子型の存在もわかっている. つまり先天赤緑色覚異常の原因となる遺伝子異常にはバリエーションがあると考えられる. X連鎖性遺伝の特徴として男性に頻度が高く, 先天赤緑色覚異常は男性の5%, 女性の0.2%にみられる. 女性の保因者は約10%である. 遺伝相談では, X連鎖性遺伝について説明するが, 複合保因者の場合は児の色覚異常の型が異なる場合があるので注意したい.

色覚の遺伝子

色覚を担う網膜の錐体には, 長波長感受性錐体(L錐体:long-wavelength-sensitive cone), 中波長感受性錐体(M錐体:middle-wavelength-sensitive cone), 短波長感受性錐体(S錐体:short-wavelength-sensitive cone)の3種類がある. これら3種類の錐体の感受性の違いは, それぞれに含まれる視物質オプシンの違いであり, 各視物質オプシンをコードする遺伝子がある. L錐体, M錐体, S錐体に対応して, L遺伝子, M遺伝子, S遺伝子(これらを視色素遺伝子)という. L遺伝子とM遺伝子はX染色体上(長腕q28), S遺伝子は第7染色体上に存在する[1]. L遺伝子とM遺伝子は並んで存在しており, 先頭がL遺伝子, 続いてM遺伝子がある. L遺伝子は1つだけであるが, M遺伝子は複数個みられることがある. 正常色覚の日本人男性120名を解析した結果, L遺伝子1つに対して, M遺伝子を1つ持つものは43%, 2つ持つものは41%, 3つ持つものは6%, 3つ以上持つものは9%であったと報告されている[2]. しかし, 実際に発現するのは先頭から2つ, つまり先頭のL遺伝子と続くM遺伝子1つであることがわかっている(図1). L遺伝子とM遺伝子は, 6つのエキソン(タンパク質合成の情報を持つ部分)から成り, 発現する視物質オプシンがL錐体型かM錐体型かは, ほとんどそのエキソン5の塩基配列で決まる. L遺伝子とM遺伝子の塩基配列には98%の相同性があり, 視物質オプシンの性質を大きく変化させるアミノ酸配列はエキソン5に含まれるからである.

* Sanae MURAKI, 〒520-2192 大津市瀬田月輪町 滋賀医科大学眼科, 講師

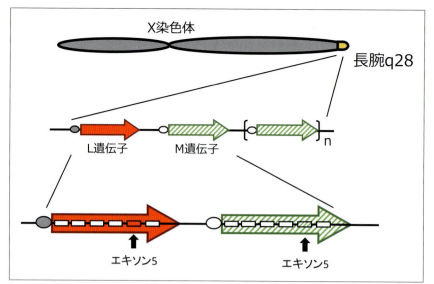

図1.
L遺伝子とM遺伝子の並び
発現するのは最初から数え
て2つめの視色素遺伝子ま
でである．それぞれの視色
素遺伝子はエキソン5によ
り性質が決定される．

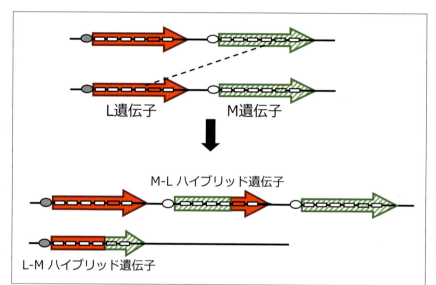

図2.
交差による相同組み換え
不等交差によりハイブリッ
ド遺伝子や，視色素遺伝子
の欠損が生じる．

先天赤緑色覚異常における遺伝子異常

赤と緑の感覚は，L錐体とM錐体の反応の差で作り出される．したがって，どちらかの錐体が欠損している場合，赤と緑の差自体が存在しなくなり，赤と緑の感覚が作られない．先天赤緑色覚異常は1型色覚と2型色覚に分類され，1型色覚はL錐体を欠損，2型色覚はM錐体を欠損しているものをいう．つまり，1型色覚はL遺伝子を，2型色覚はM遺伝子を持っていない[3]．L遺伝子とM遺伝子の塩基配列は非常に似ているため遺伝子配列間の相同組み換えが起こりやすい．不等交差が生じた場合，L遺伝子とM遺伝子間でエキソンが入れ替わることになる（図2）．エキソン5を含む部分が入れ替わった場合，その遺伝子から発現する視物質オプシンはエキソン5の遺伝子型により変化する．このように部分的に入れ替わった遺伝子をハイブリッド遺伝子といい，5´末端がM型で3´末端がL型のM-Lハイブリッド遺伝子と，5´末端がL型で3´末端がM型のL-Mハイブリッド遺伝子がある．また，不等交差により，視色素遺伝子を1つしか持たない配列も生じる．このように，ハイブリッド遺伝子や視色素遺伝子が1つだけの配列を生じることで，L遺伝子やM遺伝子の欠損が生じる．つまり作られる視物質オプシンの性質がL錐体型のみかM錐体型

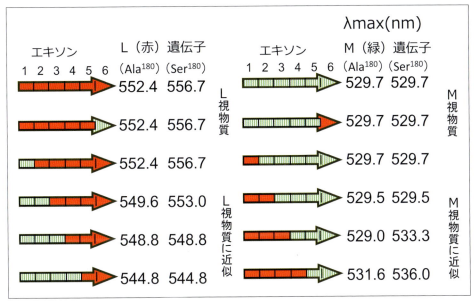

図3. ハイブリッド遺伝子から発現する視物質の最大吸収波長
L遺伝子のエキソン3内に多型(180番目のアミノ酸がアラニンまたはセリン)があり
分光特性がわずかに変化する.

のみとなるのである. ハイブリッド遺伝子から発現する視物質オプシンの性質は6つのエキソン部分がどこで入れ替わっているかでも異なる. エキソン1とエキソン6は, 作られる視物質オプシンの性質に全く影響を与えないが, その他のエキソンが入れ替わった場合は視物質オプシンの性質に少なからず影響する[4](図3). しかし, エキソン5が保持されている限り, その遺伝子から発現する視物質オプシンの性質はオリジナルのものと近似している. エキソン2から5まですべてL型のもの, M型のものをそれぞれL遺伝子, M遺伝子, エキソン2から5までがM-Lハイブリッド遺伝子をL'遺伝子, L-Mハイブリッド遺伝子をM'遺伝子とする. また, L'遺伝子から発現するものをL'錐体, M'遺伝子から発現するものをM'錐体とする.

先天赤緑色覚異常には, 1型と2型という分類以外に, 2色覚と異常3色覚という分類がある. 正常色覚は, L錐体, M錐体, S錐体の3つの錐体を持つので正常3色覚という. 一方で, L錐体を欠損しているものやM錐体を欠損しているものは2つの錐体しか持っていないので2色覚という. つまり1型2色覚はM錐体とS錐体, 2型2色覚はL錐体とS錐体のそれぞれ2種類の錐体を持っている. しかし中には, 3種類の錐体を持っている色覚異常がある. 例えば, M錐体とM'錐体とS錐体を持つ場合, L錐体が欠損しているので1型色覚であり, また3種類の錐体を持つのでこれは正常3色覚と区別して異常3色覚といい, 合わせると1型3色覚となる. 同様に, L錐体とL'錐体とS錐体の3種類の錐体を持つ場合は2型3色覚となる. 異常3色覚ではL錐体とL'錐体, あるいはM錐体とM'錐体の反応の差から赤と緑の感覚を生み出すことができる. したがって, 一般的には2色覚よりも異常3色覚のほうが程度が軽い. しかし, L錐体とL'錐体, あるいはM錐体とM'錐体の差は通常のL錐体とM錐体の反応の差よりも小さいため, 正常色覚と比較して赤と緑の感覚が弱いと考えられる. また, 異常3色覚は, 持っているL'錐体, M'錐体の性質によりその程度にはバリエーションがあると考えられる. つまり, 感覚が2色覚に近いもの(この場合はL錐体とL'錐体, またはM錐体とM'錐体の性質にわずかな差しかない)から, 微弱度(この場合はL錐体とL'錐体, またはM錐体とM'錐体の性質に大きな差がある)まである.

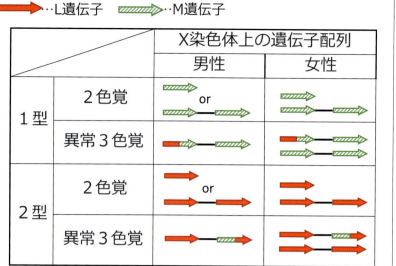

表 1.
先天赤緑色覚異常の遺伝子配列
男性は X 染色体を 1 つ，女性は 2 つ持つ．さまざまなパターンが考えられるが，表に示したのは代表例である．

　先天赤緑色覚異常が持つ視色素遺伝子の配列を表 1 に示す．男性は X 染色体の視色素遺伝子の欠損があれば先天赤緑色覚異常となるが，女性は 2 つの X 染色体の両方で視色素遺伝子の欠損がなければ先天赤緑色覚異常にならない．したがって，先天赤緑色覚異常の割合は男女差があり，男性の約 5%，女性の約 0.2% と考えられている．2 色覚は 1 種類の L 錐体もしくは M 錐体しか発現しないので，視色素遺伝子を 1 つだけ持つ配列か，もしくは 2 つの視色素遺伝子を持っていたとしてもそれぞれの遺伝子から発現する視物質オプシンの性質は同じであると考えられる．つまり同じ遺伝子が 2 つ並んでいることになる．異常 3 色覚は，ハイブリッド遺伝子などとの組み合わせで，2 種類の性質の視物質オプシンを発現する．女性の場合，2 つの視色素遺伝子配列はモザイク状に発現するので軽いほうが表現型となる．例えば表 1 中の異常 3 色覚の配列を見てみると，一方は 2 色覚の配列，もう一方は異常 3 色覚の配列であるが，表現型は異常 3 色覚となる．このように，先天赤緑色覚異常は不等交差による遺伝子の欠損やハイブリッド遺伝子が原因と考えられてきた．しかし近年，先天赤緑色覚異常の遺伝子解析が進み，表現型と遺伝子型が必ずしも一致しないことがわかってきた．中には，正常遺伝子型，つまり，L 遺伝子も M 遺伝子も持っているにもかかわらず先天赤緑色覚異常であるものが存在する．この正常遺伝子型は日本人の先天赤緑色覚異常の約 10 数パーセントにみられる．正常遺伝子型の遺伝子をさらに解析すると，1 型色覚には L 遺伝子の中に，2 型色覚には M 遺伝子の中に遺伝子異常が見つかっている．エキソン内のミスセンス変異では，視物質再構成実験において，L 視物質オプシンもしくは M 視物質オプシンの分光吸収特性のピークが観測されないか，もしくは低いことがわかっている[5)～7)]．また，1 型色覚において，L 遺伝子のエキソン 3 に特定の多型の組み合わせがあると，スプライシングの際にメッセンジャー RNA のエキソン 3 がスキップすることがわかっている[8)]．同じく 1 型色覚の L 遺伝子にプロモーター内の塩基置換やイントロン内の塩基置換が見出されており，実験的に L 視物質オプシンの発現障害の原因になっていると考えられる[9)]．2 型色覚においては，後続遺伝子のプロモーター内に特定の塩基置換が見つかっており，実験によりプロモーター活性の低下の原因になっていることがわかり[10)]，後続遺伝子の発現に影響していると思われる．

　また，女性の 10% は保因者である．2 つ持つ X 染色体のうちの一方に先天赤緑色覚異常の遺伝子配列を持つ場合である．女性の場合は 2 つの遺伝子配列のそれぞれが無作為にモザイク状に発現するので，保因者の場合は正常色覚となる．しかし，

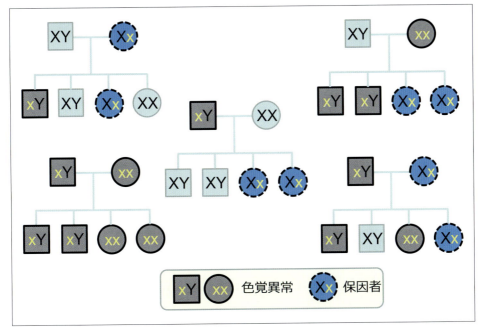

図 4. 遺伝のパターン
両親の遺伝子型により，さまざまな形で子どもに伝わっていく．

電気生理学的な手法やフリッカー法を用いると，保因者では正常色覚とは異なる結果が得られることが報告されており[11〜15]，保因者の色覚特性が正常色覚とは異なる可能性が示唆されている．また稀ではあるが，1 型色覚と 2 型色覚の遺伝子配列を併せ持つ複合保因者が存在する．この場合もそれぞれの遺伝子配列がモザイク状に発現するので，結果的には視物質オプシンの欠損はなく，正常色覚となる．

遺伝について

父親が色覚異常であるかないか，母親が保因者もしくは色覚異常であるかないかで数とおりの組み合わせが考えられる（図 4）．父親が先天赤緑色覚異常である場合，娘は 100％の確率で保因者であり，息子が先天赤緑色覚異常である場合，その母親は 100％の確率で保因者である．また，娘が先天赤緑色覚異常の場合は，父親は先天赤緑色覚異常，母親は少なくとも保因者であると予測できる．血縁に先天赤緑色覚異常がないと訴える場合でも，代々保因者で色覚異常の遺伝子が受け継がれてきたため表現型として出ていない可能性もある．また，色覚異常の型が兄弟間で異なる場合が

あり少々混乱することがあるが，母親が複合保因者であれば当然起こりうることである（図 5）．

遺伝についての質問・説明

患者自身もしくは患者の家族から遺伝についての質問があれば前項目で述べたことをもとに説明する．先天赤緑色覚異常は X 連鎖性遺伝である．前に述べたように，表現型と遺伝子型は必ずしも一致しないので，今のところ遺伝子から色覚異常を 100％診断できるわけではない．保因者の場合は，表現型から確定する方法がないため遺伝子診断を希望する場合があるが，正常遺伝子型があるため，現在の方法[16)17)]では 100％の確率で保因者を診断することは不可能である．つまり 10 数パーセントは見落としてしまう．また，保因者であることがわかった場合でも，その子どもに遺伝子が引き継がれないようにする方法はなく，子どもの成長の過程で注意して早くに気づくようにしていけばよい．先天色覚異常には，続けることが困難な職業があったり，日常生活でも不便があることは認めるが，色覚異常がなくても思いどおりの職業に就けるというわけではなく，先天赤緑色覚異常の頻度から考えても，決して悲観的になる必要

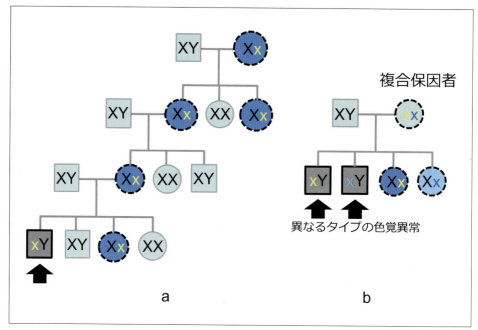

図 5. 遺伝のパターン
a：保因者に遺伝子が受け継がれてきた場合．色覚異常は血縁に全くないことになる．
b：母親が複合保因者の場合．母親から異なる X 染色体が受け継がれた場合，息子の色覚異常の型が異なることになる．

はないと筆者自身は考えている．そして，前もって自身の色覚特性を知っておくことで失敗を未然に防ぐことができると考える．

文　献

1) Nathans J, Thomas D, Hogness DS：Molecular genetics of human color vision：the genes encoding blue, green, and red pigments. Science, **232**：193-202, 1986.
   Summary 錐体をコードする遺伝子の座位が解明され，表現型と遺伝子型の対応が考えられるようになった．
2) Hayashi S, Ueyama H, Tanabe S, et al：Number and variations of the red and green visual pigment genes in Japanese men with normal color vision. Jpn J Ophthalmol, **45**：60-67, 2001.
3) Nathans J, Piantanida TP, Eddy RL, et al：Molecular genetics of inherited variation in human color vision. Science, **232**：203-210, 1986.
4) Merbs SL, Nathans J：Absorption spectra of the hybrid pigments responsible for anomalous color vision. Science, **258**：464-466, 1992.
   Summary ハイブリッド遺伝子から発現する視物質オプシンの吸収特性を報告し，色覚の多様性を示した文献．
5) Ostrer H, Kazmi MA：Mutation of a conserved proline disrupts the retinal-binding pocket of the x-linked cone opsins. Mol Vis, **3**：16, 1997.
6) Ueyama H, Kuwayama S, Imai H, et al：Novel missense mutations in red/green opsin genes in congenital color-vision deficiencies. Biochem Biophys Res Commun, **294**：205-209, 2002.
7) Ueyama H, Kuwayama S, Imai H, et al：Analysis of L-cone/M-cone visual pigment gene arrays in Japanese males with protan color-vision deficiency. Vision Res, **44**：2241-2252, 2004.
8) Ueyama H, Muraki-Oda S, Yamade S, et al：Unique haplotype in exon 3 of cone opsin mRNA affects splicing of its precursor, leading to congenital color vision defect. Biochem Biophys Res Commun, **424**：152-157, 2012.
9) Muraki S, Ueyama H, Tanabe S, et al：Novel mutations in the L visual pigment gene found in Japanese men with protan color-vision defect having a normal order L/M gene array. Ophthalmic Genet, 2016, in press.
10) Ueyama H, Li YH, Fu GL, et al：An A-71C substitution in a green gene at the second position in the red/green visual-pigment gene array is associated with deutan color-vision deficiency. Proc Natl Acad Sci, **100**：3357-3362, 2003.

Summary 正常遺伝子型である先天赤緑色覚異常の後続遺伝子のプロモーター内の塩基置換がプロモーター活性を低下させていることを示した文献.

11) 馬嶋昭生：先天性色覚異常における遺伝的保因者の色覚に関する研究（第6報）—色覚異常検査用色彩計による視感度測定—. 日眼会誌, **75**：1475-1482, 1971.
12) 深見嘉一郎, 池田光男, 浦久保光男：Color Flicker Vision Tester による色覚検査. 臨眼, **25**：1709-1713, 1971.
13) 安間哲史, 市川　宏, 市川一夫ほか：先天赤緑色覚異常の遺伝的保因者に関する研究. 第4報　保因者の検出について. 日眼会誌, **85**：381-384, 1981.
14) 山出新一：フリッカー法によるレーレー均等の検討(4)色順応効果と保因者の成績について. 日眼会誌, **87**：1192-1198, 1983.
15) 仲里博彦, 河崎一夫, 米村大蔵ほか：第1または第2色覚異常の保因者の他覚的検出. 日眼会誌, **89**：548-555, 1985.
16) Oda S, Ueyama H, Tanabe S, et al：Detection of female carriers of congenital color-vision deficiencies by visual pigment gene analysis. Curr Eye Res, **21**：767-773, 2000.
17) Oda S, Ueyama H, Nishida Y, et al：Analysis of L-cone/M-cone visual pigment gene arrays in females by long-range PCR. Vision Res, **43**：489-495, 2003.

特集/色覚異常の診療ガイド

先天色覚異常の色誤認

岡島　修*

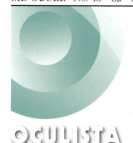

Key Words : 色誤認 (false color perception)，混同色 (confusion colors)，色誤認の誘発条件 (the conditions for inducing false color perception)，色名 (color naming)，色名獲得過程 (the process of acquiring color naming)

Abstract : 先天色覚異常の診療では，色誤認の知識はこれまであまり重要視されてこなかった．色誤認を経験している人は2色覚では非常に多く，異常3色覚でも少なくない．それにもかかわらず色誤認の具体的な内容については，色覚異常の当事者も明確に認識しておらず，眼科医の知識も不十分である．

色誤認は，①赤と緑，②オレンジと黄緑，③緑と茶，④青と紫，⑤ピンクと無彩色，⑥緑と無彩色，⑦赤と黒，⑧ピンクと水色，に分類される．1型色覚では①～⑧のすべてが，2型色覚では①～⑥が該当する．しかし色覚異常者は同じ色を常に誤認するわけではなく，対象の大きさや明度・彩度，照明の明るさなど多くの条件に左右される．

色覚異常者の色誤認を理解することは，当事者の失敗回避や進学・職業選択に役立つだけではなく，社会の側がバリアフリーを目指すうえでも不可欠である．

はじめに

色覚異常の受診者が眼科医に求める説明の内容は，おおよそ次の4つに大別される．
1）診断（検出，分類，程度分類）
2）色誤認の実態
3）進学・職業選択への助言
4）遺伝についての知識

色覚異常の診断法や遺伝については，成書に記載され，多くの眼科医は一応の知識を持っている．しかし色誤認の具体的な内容について紹介されている文献は少なく[1)～5)]，ほとんどの眼科医の理解も「赤と緑の区別が難しい」という一般の人々の域を超えるものではなかった．

他人の感覚を理解することは困難で，自分の子どもの見え方を尋ねる保護者は多い．「この子にはどのように色が見えているのか」これは色覚異常の子を持つ親の，最大の関心事である．また成人の色覚異常者でも，色感覚が他の人と何となく違うことはわかっていても，正常色覚との差を明確には理解しておらず，「私の色の見え方が普通の人とどう違うのかを教えてほしい」とよく言われる．しかしこれに対する答えは眼科の成書には書かれていない．カウンセリングに最も必要な基本的知識が，これまでの色覚診療には欠如していた．

色誤認のアンケート調査

表1は，375人の大学生の色覚異常者から回答が得られたアンケート調査[6)7)]の結果である．2色覚では他人と異なった色覚体験[6)]が90％前後，学

* Osamu OKAJIMA, 〒104-0028　東京都中央区八重洲2-1 八重洲地下街33階段B2階　八重洲大島眼科，院長

表 1. 色覚異常者 375 人に対するアンケート調査

	A	B
1 型 2 色覚	92	81
2 型 2 色覚	87	75
1 型 3 色覚	49	28
2 型 3 色覚	34	20

(%)

A：色の感じ方が他人と違うと自覚したことがある
B：学業に際して困ったことがある

表 2. 色覚異常の医師に対するアンケート調査

	A	B
2 色覚	63	86
異常 3 色覚	11	0

(%)

A：大学での授業で，色覚異常のために困ったことがある
B：医師になってから，色覚異常のために困ったことがある

業に際して困難を覚えたことがある人[7]が 80% 前後であった．両方とも 2 色覚は異常 3 色覚より有意($p<0.01$)に比率が高いが，1 型色覚と 2 型色覚の間には有意差は認められていない．

色誤認の経験を示したこの比率は，回答者数の多さから，この種の調査結果としてはかなり一般性を持つものと考えられる．しかし特に異常 3 色覚では自分の誤りに気づかないことも多いため，色誤認を起こす割合としては，最少の数字ととらえるべきであろう．

17 人の色覚異常の医師に対して行ったアンケート[8]の結果を表 2 に示す．ここでも 2 色覚と異常 3 色覚の間には，はっきりした違いがみられる．対象としたのは一線で活躍している臨床医であるが，2 色覚の 86% が「医師になってから色覚異常のために困ったことがある」としている．以下にアンケートに記載された色誤認の具体例を，色覚異常の型とともに記載する．

「眼底の色素斑と出血斑の区別がつきにくい．しかし，三面鏡を入れて拡大すれば間違えることはない」(眼科，2 型 2 色覚)．「患者の顔色，咽頭発赤，発疹など，病変部の色調がわかりにくい．ただし，他の状況も総合して判断するので，実際上はあまり困らない」(内科，2 型 2 色覚)．「顔色，臓器の色．血液の黒みについては，サチュレーションモニタや血液ガス分析で補う．注入色素が種類によってはまったくわからない．内視鏡の所見を書くとき，色の記載ができない」(外科，1 型 2 色覚)．「昔，麻酔科を手伝うよう頼まれたことがあったが，血液の黒みがわからないことを自覚していたので断った」(内科，1 型 2 色覚)．これは 2 色覚だけの問題ではない．筆者は 2 型 3 色覚であるが，1 型色覚の特徴である血液の黒みを除く上記のすべての問題点を自覚している．

このように，回答した医師たちは，自分なりに解決策を考えて対処している．医師という職業は読者に最も理解しやすいため詳しく述べたが，どのような職業でも適応するための工夫が必要であろう．色覚異常者，特に 2 色覚の職業適性を考える場合，注目すべき調査である．

色覚異常者の色誤認パターン

アンケート調査と色覚外来での受診者から聞き取った経験談，色名呼称検査から，色覚異常の種類別に，色誤認を以下のようにパターン化した[5]．

①赤と緑：緑の葉の中にちらほら見える赤い花や紅葉を，認識できない．緑のピーマンの中に赤ピーマンが混じっていても気がつかない．ラーメンで刻んだネギだと思って口に入れたら，赤唐辛子だった．ゲームのコマやボールペン，ゼッケンの色の区別ができなかった．タクシーの空車(赤)と割増(緑)のランプが区別できない．

②オレンジと黄緑：電光掲示板の「のぞみ」(オレンジ)と「こだま」(黄緑)の表示が区別できない．うに丼の上にのっているわさびに気がつかない．

赤と緑は，ある程度の面積を持ち，彩度の高い場合には混同されることは少ない．しかし明度・彩度が低いと混同が増え，面積の小さい LED 光では判別が難しい．一方，黄緑は，彩度の高いはっきりした色でもオレンジ色と呼称されることが少なくない．

③緑と茶：図画の時間に，木の葉と幹を区別して描けなかった．地図の平地の緑と山地の茶色の区別ができない．服や靴下の色を間違えることはよくあり，背広は母親や妻に選んでもらう．

④青と紫：紫の色見本から，濃い青のロゴの製品を作ってしまった．図画の時間に，青と紫の区別ができていないと指摘された．大人になっても

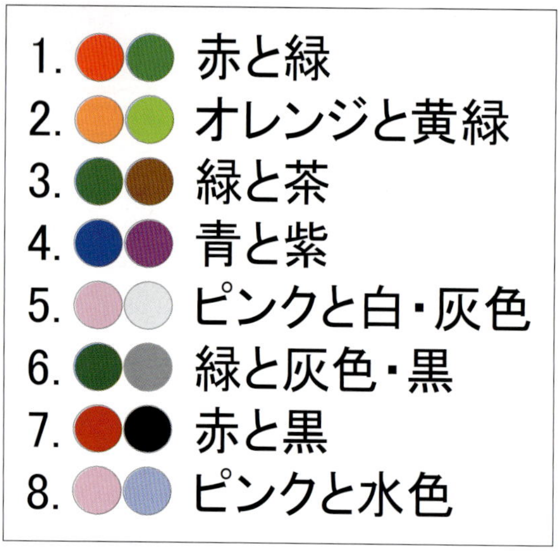

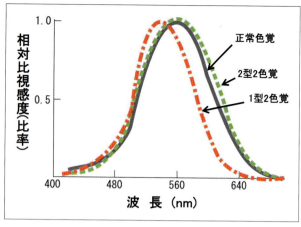

図 1. 先天赤緑色覚異常の混同色
1型色覚では1〜8のすべてが、2型色覚では1〜6が該当する．

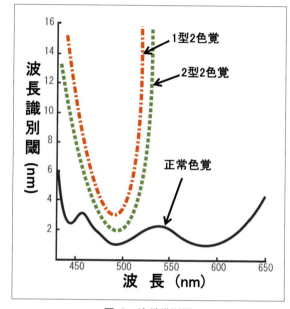

図 2. 比視感度曲線
1型2色覚は540 nm付近に最大感度を持ち、正常色覚より短波長側にずれるため、長波長領域の著明な感度低下が特徴である．したがって赤が暗く見える．

図 3. 波長識別閾
2色覚の波長識別閾は490 nm付近で最もよく、それよりも長波長側、短波長側では正常色覚に比べて急速に上昇する．

紫という色の認識ができていない気がする．

⑤ピンクと白・灰色：法事に白と間違えてピンクのシャツを着てしまった．桜の花は白にしか見えない．真珠のピンクと白の区別ができない．

⑥緑と灰色・黒：黒と思って使っていた実験ノートの表紙が濃い緑だと指摘された．小学生の時、道路を塗るのに緑を使った．冷や麦の中の1本の緑の麺が見分けられない．暗い灰色を緑と呼称することが多い．

⑦赤と黒：黒を使うべきレポートを全部赤ボールペンで書いて、担当教官から注意された．カレンダーの休日と平日、時刻表の特急と鈍行の区別が難しい．

⑧ピンクと水色：ピンクのオシロイバナを青だと思っていた．大人になっても薄いピンクと水色の区別はできない．

以上をまとめて先天色覚異常の混同色として図1に示した．1型色覚では①〜⑧のすべてが、2型色覚では①〜⑥が該当する．個人差はあるが2色覚ではこれらの組み合わせの多くを混同、誤認し、異常3色覚でも状況によって一部を混同する．

なおこの混同色のリストは、現在では日本眼科学会総会や日本臨床眼科学会などの抄録集に、スライド作成上の注意として掲載されている．

先天赤緑色覚異常の生理学

なじみの少ない分野であるが、色誤認を理解するうえで、色覚生理学の学習は有用である．

1. 比視感度曲線[9]（図2）

1型2色覚は540 nm付近に最大感度を持ち、正常色覚より短波長側にずれている．長波長（赤）領域の著明な感度低下が特徴である．したがって

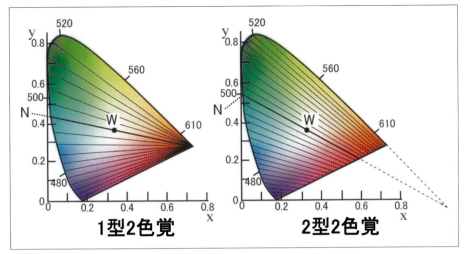

図 4. 色度図上に表示した混同色軌跡
x, y はともに国際照明委員会の定めた基本式で計算された，色度を表わす数値である．これに明るさ Y を加えると，すべての色刺激を表示することができる．図中の釣鐘状の曲線は，スペクトル光の色度座標を連ねて得られるもので，スペクトル軌跡といい，その両端を結ぶ直線を純紫軌跡という．

赤が暗く見える．2型2色覚ではやや長波長側にずれる程度で，正常色覚との差はほとんど認めない．

異常3色覚は1型，2型ともに2色覚とほぼ一致する．1型色覚でみられる前記の⑦赤と黒，⑧ピンクと水色，の色誤認は，この現象で説明される．

2．波長識別閾[10]（図3）

2色覚の波長識別閾は 490 nm 付近で最もよく，それよりも長波長側，短波長側では正常色覚に比べて急速に上昇する．しかしこの 490 nm 付近，つまり青緑の色相でも，2色覚の波長識別閾は正常色覚より明らかに高い．

異常3色覚は，正常色覚に近いものから2色覚と区別できない程度までさまざまである．

3．混同色軌跡[10]（図4）

本来三次元表示される色立体を，便宜上平面座標に変換したものが色度図である．この色度図上で2色覚が混同する等明度の光源色の座標を結ぶと，1型2色覚で16本，2型2色覚では26本の混同色軌跡が描かれる．白色点（W）を通る混同色軌跡がスペクトル軌跡と交わる点を中性点（N）という．中性点は2色覚にとって無彩色に見える波長で，1型2色覚では 495 nm 付近，2型2色覚では 500 nm 付近にある．この波長は2色覚の波長識別閾が最もよい部位でもある．

この混同色軌跡は厳密な等色実験の結果から算出されるもので，色覚生理学のなかで最も理解の難しいことの1つである．しかしこの理論から，前記の①赤と緑，②オレンジと黄緑，③緑と茶，④青と紫，⑤ピンクと無彩色，⑥緑と無彩色，の混同が説明できる．

異常3色覚では個人差が大きいが，2色覚の混同色軌跡の一部が当てはまると考えられている．

4．光源色と物体色の相違

2色覚の色識別能力については，ほとんどの色覚生理学の成書に「中性点を通る混同色線を境にして，黄と青の2種の色相しか認知されない」と記載されている．この記述は光源色による実験に基づいており，多くは等網膜照度，つまり視感度による補正を加えて網膜上の照度を一定にした刺激光で得られた知見である．

一方，日常生活で遭遇する大半の色は物体色であり，色相に加えて明度差などを色識別の補助感覚として利用することができる．この物体色に対して，等網膜照度の光源色で得られた結果をそのまま当てはめると，色覚異常者の実態と乖離が生じる．実生活における2色覚の色識別能力が，成

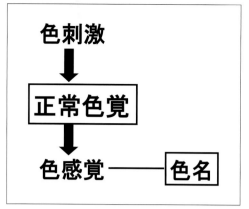

図 5. 正常色覚の色感覚
色名は正常色覚の色感覚を分類し表現する用語で，正常色覚では明確に区分される．

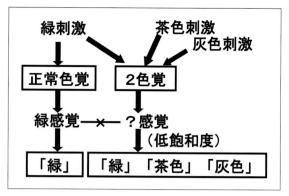

図 6. 色誤認の模式図
緑刺激を受けると，正常色覚では緑感覚が生じ，容易に「緑」という色名が対応するが，2色覚では飽和度の低い色感覚が生じるため，対応する色名を選ぶのが難しく，「緑」「茶色」「灰色」などと呼称する．

書の記載よりはるかに良好な印象を与えるのは，このためである[11]．

色誤認の誘発条件

色覚異常者は同じ色を常に誤認するわけではなく，多くの条件に左右される[4)5)12)13]．

1．対象（低彩度・低明度，小視角，色のみで判断）

高彩度では色誤認は少ないが，低彩度や低明度の場合には誤認が増加する．小視角，つまり対象が小さい時や遠方にある時には誤認しやすい．また判断の助けとなる，明度や形など色以外の物体の属性が除かれると，判断が難しい．

2．環境条件（低照明，短い判断時間）

照明が暗いと間違えやすい．高速移動中など，ごく短時間で判断しなければならない時には，誤認することが多い．

3．色覚異常者の状態（先入観，注意力の欠如）

先入観がある時や，惰性や過労などで注意力の欠如した状態では，色誤認を生じやすい．

色誤認の発生過程

ここまで先天赤緑色覚異常の色誤認について，経験談や色名呼称検査からパターン化し，色覚生理学的な説明を加えてきた．以下に色名獲得過程における混乱から色誤認が発生する過程を分析する[11)14]．

色誤認とは，複数の色の識別ができない，正しい色名が充てられない，あるいは色の存在を認識できない状態をいう．色覚異常は先天性の感覚障害であるため，正常色覚との差を自覚することは往々にして困難である．

色名は正常色覚の色感覚を分類し表現する用語で，体験の蓄積により獲得されるものであり，正常色覚では明確に区分される（図5）．しかし先天色覚異常では正常色覚と色感覚が全く異なる．例えば，緑刺激を受けると正常色覚では緑感覚が生じ，容易に「緑」という色名が対応する．一方，同じ色刺激を受けて2色覚に生じるのは飽和度の低い色感覚で，対応する色名を選ぶのが難しく，「緑」「茶色」「灰色」などと呼称する（図6）．

このように色覚異常では，正常色覚と異なる色感覚を，正常色覚の名付けた色名に学習によって対応させなければならない．この学習行動は明度や彩度の微妙な差を手がかりに行われると考えられる[15)16]．しかし，正常色覚では全く異なる色感覚を生じる色刺激が，色覚異常では類似した色感覚を惹起する場合がある．類似している色感覚に正しい色名を対応させることが難しいため，色誤認が生じる．

色誤認は2つのレベルに分けられる．第1は対象が小さい時，瞬時に見分けなければならない時，注意力の散漫な時など視認条件の悪い時に起きやすく，誤認を指摘された後，意識をすれば誤認は

減少する．異常3色覚に多い型で，無意識誤認と名付けるのが適当であろう．第2はいくら指摘されても正しく判断できない状態で，2色覚に多く，いわば絶対誤認である．

年齢でみると，幼小児期には色誤認が多い．他人と比較する習慣がなく，色で失敗した経験も少ない．色名の認識も未熟である．成長に伴って，色誤認はある程度減少する．診断結果は変わらないが，色覚体験の蓄積により学習されるからである．その学習内容は，色相での識別には限界があり，明度対比の活用や，形状や材質など色以外の情報の利用が主体であると考えられる．

おわりに

一般の診療では，疾患の病態生理を理解したうえで検査を行い，患者の臨床症状を把握して治療を行う．色覚の場合には臨床症状とは色誤認であり，色覚生理学の学習が，色誤認の把握につながることが必要である．

色覚異常者の色誤認を理解することは，当事者の失敗の回避や進学・職業選択に役立つだけではなく，社会の側がバリアフリーを目指すうえでも不可欠であろう．

文献

1) 深見嘉一郎：色覚異常の日常生活における色認識の具体例．眼科，**12**：644-647，1970．
2) 大庭紀雄，藤野　貞，谷野　洸ほか：先天色覚異常者の日常における視覚体験．眼紀，**28**：876-879，1977．
3) 深見嘉一郎：色覚異常者の色覚体験（その1）．眼科，**35**：73-75，1993．
4) 市川一夫，田邉詔子：眼科医は先天色覚異常に如何に対処すべきか．日眼会誌，**99**：123-128，1995．
   Summary 受診者のための色覚診療について，眼科医に対する提言．
5) 岡島　修，中村かおる：色覚異常者の色誤認と職業適性．臨眼，**51**：7-12，1997．
   Summary 色誤認をパターン化し，誘発条件を検討．職業適性についても考察．
6) 岡島　修，信太佐登子：色覚異常者の色誤認—375人に対するアンケート調査Ⅰ—．臨眼，**40**：809-812，1986．
   Summary 色誤認の経験の有無と具体例に関する，某大学の学生に対する調査．
7) 岡島　修，信太佐登子：学校生活における色覚異常者の問題点—375人に対するアンケート調査Ⅱ—．日本の眼科，**57**(5)：457-461，1986．
8) 中村かおる，岡島　修：色覚異常の医師に対するアンケート調査．眼科，**37**：285-288，1995．
9) Wright WD："Researches on Normal and Defective Colour Vision", Henry Kimpton, London, 1946.
10) LeGrand Y：Light, Colour and Vision 2nd edn, Chapman and Hall, London, 1968.
11) 岡島　修：色覚異常．日本の眼科，**83**：576-580，2012．
12) 深見嘉一郎：色覚検査の問題点．眼科，**36**：291-296，1994．
13) 中村かおる，岡島　修：視認対象の条件悪化に伴う先天色覚異常の色誤認の増加．臨眼，**64**(7)：1085-1088，2010．
14) 中村かおる，岡島　修：先天色覚異常における無彩色と有彩色の混同．臨眼，**63**(6)：865-869，2009．
15) Montag ED, Boynton RM：Rod influence in dichromatic surface color perception. Vision Res, **27**：2153-2162, 1987.
16) Bonnardel V：Color naming and categorization in inherited color vision deficiencies. Visual Neuroscience, **23**：637-643, 2006.

特集／色覚異常の診療ガイド

学校での対応

村木早苗*

Key Words：学校保健安全法施行規則(Enforcement Regulations for the School Health Law)，学校健診(school physical examination)

Abstract：学校では色覚異常の生徒が含まれている可能性を常に念頭に置いて対応しなければならない．板書では黒板とのコントラストの強い白と黄を主体に，掲示板も文字と背景のコントラストをつけるなど，色だけを手がかりにして判断させることのないよう配慮する．図工や理科の実験では色での判断は避けられないが，本人の個性を活かし，劣等感を持たないように指導しなければならない．学校健診の色覚検査は任意であるが，進路指導に向けて色覚検査はしておきたい．そのためには，色覚異常があっても本人も周囲も気づきにくいことなどを理由に保護者に色覚検査の必要性をしっかりと周知する必要がある．進路指導では，高度な色彩感覚を要求される仕事には向いていないことを説明する．色覚検査後の対応は，医師にとっても学校にとっても，児の将来を考えると最も重要なことである．

学校保健安全法施行規則について

学校における色覚検査は平成15年(2003年)度より健康診断の必須項目から削除され任意の検査となった．それに伴い，多くの学校で色覚検査が施行されなくなった．そのため，自分の色覚特性を知らない児童生徒が，進学・就職を迎え困難に直面する事例が多くみられるようになった．日本眼科医会学校保健部が行った先天色覚異常の受診者に関する実態調査[1]では，進学就職の際に初めて色覚異常を知り夢が絶たれた，あるいは仕事の続行が困難である多くの事例が明らかにされた．そこで，文部科学省は，平成28年(2016年)4月1日より，学校保健安全法施行規則の一部改正として，色覚異常に対する学校での取り組みの強化，保健調査での色覚の項目の追加や任意での色覚検査を推進するように通達した．あくまでも任意であるが，これを受けて多くの学校が色覚検査の復活に向けて動き出しているようである．

学校で対応する際に知っておきたいこと

学校生活において対応するためには，まず，教職員が，先天色覚異常がどのように見えているのかを理解しなければならない．どのような色間違いをするかは本誌「先天色覚異常の色誤認」の項を参照していただきたい．先天色覚異常にはさまざまな程度があり，軽度の場合は日常生活や学校生活で困ることはほとんどないと思われる．しかし，軽度であっても，暗いところ，面積が小さいもの，急いでいるとき，疲れているときなどは色を間違いやすくなる．また，パステルカラーなど色が薄い場合も認識しにくい．以上のようなことは正常色覚者にとってはめったに起こりえず，たとえ軽度異常であっても，正常色覚と比較すると色覚特性は異なっている．先天色覚異常者は色と物を結びつけて学習していくので，成長とともに色間違

* Sanae MURAKI，〒520-2192　大津市瀬田月輪町　滋賀医科大学眼科，講師

いは少なくなる．しかし，初めて遭遇する場面，つまり予備知識がない場合，色だけで判断しなければならない場合などは間違うのである．

先天色覚異常は生来の見え方であるために，自分の異常に自分で気づくことができない．幼少期での色間違いは，幼さゆえに色を覚えるのが単に遅いだけと思われがちである．幼稚園のお絵かきで木の幹と葉っぱの色を逆に塗るなどして発見される場合もあるが，色覚異常の程度が特に軽い場合は，本人も周囲も気づきにくい．程度が強い場合は，集団生活の中で他者との色の見え方の食い違いで何となく自分の色覚特性に気づいていることが多い．日本眼科医会学校保健部が行った先天色覚異常の受診者に関する実態調査[2]では，本人または保護者が眼科受診前に色覚異常に気づいていたのは約半数であった．程度別にみると，中等度以下の場合は自身の異常に気づいていたのは10％足らず，強度の場合でも40％程度でしかなかった．これは，色覚異常に自分で気づくのがいかに難しいかを物語っている．また，色覚異常と指摘されたとしても，生来からの自分の感覚であるため，間違いを間違いと認識できない，つまり間違っていても気づかないのである．

先天赤緑色覚異常は男性の5％(20人に1人)，女性の0.2％(500人に1人)であり，男性ならクラスに1人いると考えてよい．教職員は誰が色覚異常か知らず，生徒も自身が色覚異常であることに気づいていないという場面は珍しくないと思われ，教職員は生徒の評価を誤り，生徒はなぜわからないのか？　という不安に苛まれることになる．学校での対応すべてにおいて，色覚異常の生徒が含まれているかもしれないということを念頭に置く必要がある．

指導の仕方，注意すべき点

前項で述べたことを踏まえ，先天色覚異常者が困らない配慮を行うことが必要である．先天色覚異常者は正常色覚と色感覚が異なっているので，どんな場面においても，色だけで判断させること

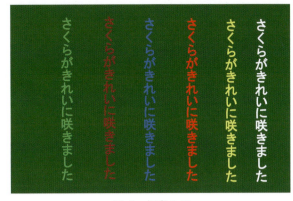

図1．板書の例
なるべく黒板とのコントラストが強い白と黄を主体に使う．

は避けなければならない．文部科学省から色覚異常者への対応の方法「色覚に関する指導の資料」[3]が出ているので参考にしたい．

まず，黒板の文字であるが，白と黄以外の，赤，緑，青，茶など暗い色のチョークは先天赤緑色覚異常者にとって見えにくい．ホワイトボードでは赤と黒の見分けがつきにくい場合がある．色覚異常対応とされるチョークがあるが，実際は文字を読み取りやすくなってもその色を正確に認識できているわけではない[4]．先天赤緑色覚異常者にとってわかりやすいチョークの色を推奨するならば，黒板とのコントラストの強い白と黄である(図1)．その他の色チョークを用いる場合には，大きく太く書き，わかりやすくしなければならない．例えば文字の色を部分的に変えたい場合には，色だけ変えるのではなく，色の変わった箇所に囲みやアンダーラインをつけるなどして色以外の情報を加え意味付けするなど配慮しなければならない．何の手がかりもなく色だけで判断させる問題も不適切である．形など色以外の手がかりでも判断できるようにする(図2)．また，暗所では程度が軽い場合でも色を間違いやすくなるので，学習の場面では十分な明るさを保つことも忘れてはならない．

板書だけでなく，学校の掲示物やスライドなどの色も配慮が必要である．掲示物などの場合は決して色がわかる必要はなく，書いてある文字が読めればいいので，背景色と文字のコントラストをはっきりさせるとよい(図3)．スライドの場合も同じで，背景色と文字のコントラストを常に考え

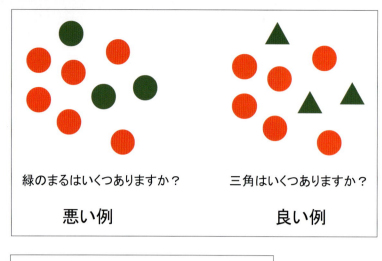

図 2.
色だけで判断させる指導は適切ではない
色以外の情報を付帯させなければならない.

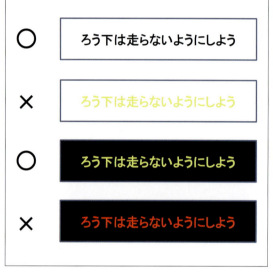

図 3. 掲示物の例
背景と文字色とのコントラストをつけて文字を認識しやすくする.

る.また,グラフは色だけの情報で区別させないようにする.たとえば図4の円グラフの「悪い例」ではパステルカラーを使用している.パステルカラーは色が薄く,色覚異常者には認識しにくい.凡例も色で判断しなければならないようになっていて適切ではない.このグラフをわかりやすくするためには,「良い例」のように境界線をしっかりとつけ,凡例をその領域に書き込むことにより,色での判断を不要とする.できれば,なるべくパステルカラーは避け,鮮やかな色の組み合わせもしくはパターンを入れるなどして色以外の情報を加える.図5の線グラフでも同様に,凡例をグラフ中に入れる,線のパターンを変えるなどして,

色だけで区別しなくてもよいようにする.明るい背景の場合は鮮やかな濃い色,暗い背景の場合は明るい色を用い,背景とのコントラストを考える.白黒コピーして色の情報をなくしたときに区別できるかを確認すればよい.

一方,色そのものを扱うような授業,つまり美術,図工では十分な配慮をすることは難しい.先天色覚異常の生徒が色間違いをしていても間違いと否定するのではなく,必要があればそれとなく修正するようにしたい.例えば本人の感性を尊重し,個性を活かすこともできる.理科の実験でも化学反応は色で判断しなければならない.リトマス試験紙の変色や,滴定試験のわずかな色の変化は先天赤緑色覚異常者にとって認識が困難な場合がある.地図の色分けも平地の緑と高地の茶色の区別が難しい.医学部での組織・病理実習,地質学での鉱物の鑑定なども同様に困難である[5].

どの生徒に色覚異常があるかあらかじめ知っている,あるいは先天色覚異常について理解していれば,できない子やふざけていると生徒を見誤ることはない.生徒にとって,色間違いに関する教師からの扱いは,ときに成人しても忘れえない精神的苦痛を与えることがあり,周囲にも気づかれないように扱う配慮が必要である.

学校での色覚検診について

学校保健安全法施行規則の一部改正により,「学校医による健康相談において,児童生徒や保護者の事前の同意を得て個別に検査,指導を行うなど,必要に応じ,適切な対応ができる体制を整えるこ

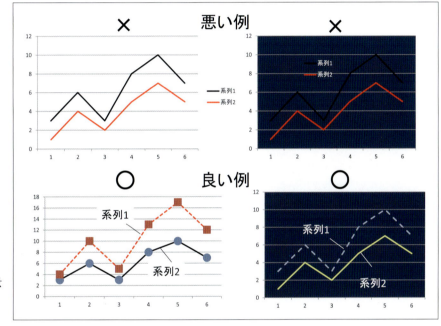

図 4.
円グラフの例
パステルカラーは色を認識しにくい．境界をはっきりとし，凡例をグラフに書き込むことで区別できる．

図 5.
線グラフの例
色以外の情報を付帯させ，背景色とのコントラストを考える．

と」と通達されている．日本眼科医会では色覚検査の希望調査の時期を小学校低学年と中学 1 年を推奨している[6]．学校での保健調査は小中高全学年において色覚の項目も含めて行い，必要があればその都度，任意の色覚検査を考えればよい．教師が生徒の色覚異常に気づいた時にも保護者に相談し，色覚検査を勧めるべきである．特に，進路選択を前にしている場合は必要であれば色覚検査を行うのがよいと考える．

先に述べたように，先天赤緑色覚異常は生来のものであり，色誤認をしてもその間違いを認識できない．ゆえに，異常の程度が軽い場合は，学校生活でも失敗することは少なく，気づかないまま成人になり，就職で困る場合がある．そのような不幸が生じないためにも，学校健診で色覚検査を行い，生徒自身に自分の色覚特性を気づかせるというだけでなく，教師も指導するうえでの注意を払うことができる．ただし，色覚検査は今のところあくまでも任意であるため，希望者に対してのみ，プライバシーの保護に留意して行わなければならない．色覚異常については本人も保護者も気づかないままのことがあり，色覚検査は必要ないと考えられ希望しない，つまり検査もれする生徒もいることが考えられる．学校側も保健調査の際

に，色覚検査の必要性を保護者に周知しなければならない．そして，教師はいつなんどきでも色覚異常の生徒が含まれている可能性を考えて指導しなければならない．

進路指導について

平成5年(1993年)に当時の文部省の通達により，進学時調査書から色覚の項目が削除された．したがって，入学試験での根拠のない色覚異常者への制限はなくなった．しかし，色覚異常者への制限が解かれたからといって，色覚異常者でも問題がなくなったという意味ではないことに注意したい．大学は卒業できてもその先の就職で色覚異常に対する制限があることもある．色覚異常の程度が軽い場合は大抵のことは問題ないと思われるが，わずかな色誤認も許されない職業にはやはり適していない．たとえば，染色，繊維関係の仕事，インテリアコーディネーター，内装などを手がける建築家，塗装業，水質検査，生鮮食品の見分け，印刷業，アパレル業など，色のみでの判断，特に微妙な色合いを判断しなければならない職業では困難を生じると思われる．また，パイロット，鉄道運転士なども，信号の見誤りが大きな事故につながるので厳しい制限が設けられている．実際に，信号灯を模したランタンテストでパスする色覚異常者は15％ほどで，さらにノーミスとなればわずか数パーセントである[7]．就職後の困難については，広告業でポスターの色間違いをして損害を出した，カメラマンアシスタントが写真の色調整ができない，自動車の塗装の色がずれてもわからない，着物のシミ抜きで薄いシミがわからない，美容師のカラーリングなどで色合いがわからないなど，実際の体験を挙げればきりがない[8]．色覚検査や検査後の適切な進路指導ができていれば少しでも減らせた事例かもしれない．

進路指導では，高度な色彩感覚を要求される仕事には向いていないことを説明する．人と異なる色彩感覚を持っているので努力ではどうにもならず，そのような方面に進んだとしても常に緊張を強いられ，場合によっては続けることもできなくなる．頭ごなしに無理と決めつけて生徒の夢を壊さないように，また劣等感を抱かせないようにする配慮も必要である．世の中のたくさんの職業の中で，できるもののほうが多いこと，またどの方面に進んだとしても色で見分けなければならない場面はきっとある(例えばファイルが色分けされているなど)ので間違えないための工夫が必要になることを伝える．あくまでも進路を決定するのは本人であり，熱意が強ければ何人もそれを妨げることはできない．しかしそれは自身の色覚異常を知ったうえで，自分の不利な状況を理解したうえでのことでなければならない．色覚検査後の対応は，医師にとっても学校にとっても，児の将来を考えると最も重要なことである．

文献

1) 宮浦 徹，宇津見義一，柏井真理子ほか：平成22・23年度における先天色覚異常の受診者に関する実態調査(続報)．日本の眼科，83：1541-1557，2012.
   Summary 日常生活，学校生活，進学・就職に関する色誤認の事例が多く紹介されている．
2) 宮浦 徹，宇津見義一，柏井真理子ほか：平成22・23年度における先天色覚異常の受診者に関する実態調査．日本の眼科，83：1421-1438，2012.
   Summary 先天色覚異常者がいかに自分の異常に気づきにくいかを知ることができる．
3) 文部科学省：色覚に関する指導の資料
   Summary 大阪府のホームページからPDFでダウンロード可能である．
4) 石田文雄，内山紀子，土生英彦ほか：色覚異常対応とされるチョークの問題点．臨眼，60：1799-1803，2006.
5) 岡島 修，信太佐登子：学校生活における色覚異常者の問題点—375人に対するアンケート調査Ⅱ—．日本の眼科，57：457-461，1986.
6) 公益社団法人日本眼科医会学校保健部：眼科学校保健資料集．2016.
7) 田邉詔子，山出新一，市川一夫：異常色覚程度判定のためのJFCランタンの規準．臨眼，60：353-356，2006.
8) 中村かおる：先天色覚異常の職業上の問題点．東女医大誌，82：59-65，2012.

好評書籍

今さら聞けない！

小児の みみ・はな・のど診療 Q&A

耳鼻咽喉科・小児科・内科でも大好評!!

子どもを診る現場で必携！

編集

加我君孝
（国際医療福祉大学言語聴覚センター長）

山中　昇
（和歌山県立医科大学 教授）

子どもの「みみ・はな・のど」を、あらゆる角度から取り上げた必読書！
臨床・研究の現場ならではの「今さら聞けない」129の疑問に、最新の視点からQ&A形式で答えます。

Ⅰ，Ⅱ巻とも
B5判　252頁　定価（本体価格5,800円＋税）
2015年4月発行

Ⅰ巻

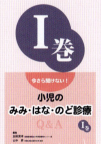

A. 一般
　エビデンス、メタアナリシス、システマティックレビュー、ガイドラインの違いがよくわかりません／エビデンスのない診療はしてはダメですか？　ほか
B. 耳一般
　子どもの耳のCTの被曝量は許容範囲のものですか？何回ぐらい撮ると危険ですか？MRIには危険はないのですか？／小耳症はどう扱えば良いですか？　ほか
C. 聴覚
　新生児聴覚スクリーニングとは何ですか？／精密聴力検査とは何ですか？／聴性脳幹反応（ABR）が無反応の場合の難聴は重いのですか？　ほか
D. 人工内耳・補聴器
　幼小児の補聴器はどのようにすれば使ってもらえますか？／幼小児の人工内耳でことばも音楽も獲得されますか？　ほか
E. 中耳炎
　耳痛と発熱があったら急性中耳炎と診断して良いですか？／急性中耳炎と滲出性中耳炎の違いは何ですか？／鼻すすりは中耳炎を起こしやすくしますか？／急性中耳炎はほとんどがウイルス性ですか？／急性中耳炎の細菌検査で，鼻から採取した検体は有用ですか？　ほか

Ⅱ巻

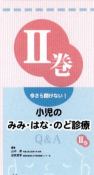

F. 鼻副鼻腔炎・嗅覚
　鼻出血はどのようにして止めたら良いですか？／鼻アレルギーと喘息との関連を教えて下さい．ARIAとは何ですか？／副鼻腔は何歳頃からできるのですか？　ほか
G. 咽頭・扁桃炎
　扁桃は役に立っているのですか？／扁桃肥大は病気ですか？　ほか
H. 音声・言語
　"さかな"を"たかな"や，"さしすせそ"を"たちつてと"と発音するなど，さ行を正しく言えない場合はどのように対応すべきですか？　ほか
I. めまい
　子どもにもメニエール病やBPPVはありますか？／先天性の三半規管の機能低下で運動発達は遅れますか？　ほか
J. いびき・睡眠時無呼吸・呼吸・気道
　睡眠時無呼吸症候群は扁桃やアデノイドを手術で摘出すると改善しますか？　ほか
K. 感染症
　子どもの鼻には生まれつき細菌がいるのですか？／抗菌薬治療を行うと鼻の常在菌は変化するのですか？／耳や鼻からの細菌検査はどのようにしたら良いですか？　ほか
L. 心理
　学習障害はどのような場合に診断しますか？　ほか

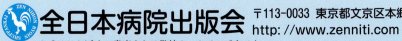

全日本病院出版会　〒113-0033　東京都文京区本郷3-16-4　Tel:03-5689-5989
http://www.zenniti.com　Fax:03-5689-8030

お求めはお近くの書店または弊社ホームページまで！

特集/色覚異常の診療ガイド

先天色覚異常のカウンセリング

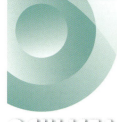

岡島　修*

Key Words : 先天色覚異常 (congenital color vision deficiency), カウンセリング (counseling for color defective person), 色誤認 (false color perception), 色名呼称検査 (color naming test)

Abstract : 色覚診療では，正確な診断とカウンセリングが必要である．受診者が期待するカウンセリングの内容は，色誤認の実態，進学・職業選択への助言，遺伝の知識など多岐にわたる．
　色誤認については，『色の確認表』を用いてある程度検査することはできるが，先天色覚異常の混同色のリストや誘発条件を示しながら，一般論として説明するのが実際的である．個人差が大きいことを強調しておく．職業適性・遺伝については本誌の各項に記載されている．
　色覚診療の経験の少ない一般の眼科医が，これらすべての疑問に答えることは難しい．日本眼科医会から配布されている色覚診療マニュアルやいくつかの小冊子は診療の参考になる．治療法のない色覚異常であるが，色誤認に対する心構えとわずかな準備で社会生活上の問題はかなり減少する．資格の取得制限などの知識を正しく伝えることは重要であるが，受診者が前向きになれる表現を，筆者らは常に心がけている．

はじめに

　色覚診療では正確な診断がまず必要であるが，色誤認の内容，進学・職業選択への助言，遺伝の知識など，受診者やその保護者の疑問に答えなければならない．このような説明の必要性は他の疾患でも同じであり，色覚診療が特殊なわけではない．しかしこの分野では眼科医の診療経験が少ないため，受診者への対応に必要な知識に乏しく，診断結果の伝達のみで終わりがちである．

　日本眼科医会ではその状況を考慮して，色覚診療のためのマニュアル[1]を繰り返し作製し，眼科医の啓発に努めている．他の疾患では診断基準や診断のためのフローチャートは作られても，説明の内容まで含めた診療マニュアルが必要とされる

ことはほとんどなく，この日本眼科医会の努力自体が，現在の色覚診療の憂慮すべき状況を表わしている．

　筆者らは長年にわたり色覚外来を担当している．膨大な数の受診者から多くの質問を受けたが，色覚に関する部分には専門家として答え，進学・職業選択などの人生の方針については本人や親とともに考えながら，助言を与えてきた．その一端をここで紹介する．なお筆者は2型3色覚である．

　標題には「カウンセリング」という表現を使用した．医学大辞典によればカウンセリングとは「学校や職場などへの適応に困難を感じて援助を求めてきた人に，専門家がその人の適応を心理的に援助する方法」とされている．色覚診療では，疾患の説明をするいわゆるムンテラの域にとどまらず，一歩進んでカウンセリングを行うことが望ましいと，筆者らは考えている[2]．

---

* Osamu OKAJIMA, 〒104-0028　東京都中央区八重洲2-1 八重洲地下街33階段B2階　八重洲大島眼科，院長

診療にあたって

　筆者らの色覚外来では，診察の前に問診票に記入してもらう．色覚用の問診票は他疾患とは別で，受診のきっかけ，色に関して困ったことがあるか，そのほか医師に相談したいことは何でも記入してくださいという項目がある．

　視力測定後，幼小児の場合には保護者と受診者の両方に向かい合い，受診の目的から聞きはじめる．問診票に書ききれないこと，文章ではニュアンスの伝わらないことも多いので，保護者の思いを順次聞き出す．ほとんどの場合保護者だけと話すことになるが，時々は受診者に質問し，自分の言葉で答えてもらう．小児は病院という特殊な環境で，いかめしい白衣の医師を前にして，緊張の極みにある．学校や最初に受診した眼科で，検査表が読めなかったことがトラウマになっている子どもも多く，緊張を増す原因の1つにもなっている．

　受診者への質問は，その答えから情報を得ることよりも，カウンセラーでもある医師との言葉のキャッチボールに慣れてもらうことと，医師がその子の性格の一端を知ることが目的である．子どものほうに体を向け，笑顔で，決して威圧感を与えないよう，ゆったりと話すことが肝要である．

　成人が職場でのトラブルで受診する時には，上司が同行することがある．上司を交えて話は聞くが，検査時には席をはずしてもらい，どこまで公表するかを受診者と相談してから，再び上司を呼び入れる．事実を偽ることはできないが，あくまでも受診者の意思を尊重する．

　未成年の受診者でも中学生以上には，検査に親を同席させていいかを聞く．ほとんどの場合，なぜそんなことを聞かれるのかという顔をするが，「君がいやなら外で待っていてもらおうと思ってね」と言うと，ニヤッと笑って「かまいません」と答える．主体性を重んじるというこちらの気持ちが伝わり，そのやりとりが場の空気をなごませる．

色覚検査

　視力・眼圧・前眼部・中間透光体・眼底検査を通常どおり行う．後天色覚異常や心因性の異常を鑑別するためにも，入念な検査が必要である．色覚検査の詳細は，本誌の各章に述べられているが，ここでは検者側の注意点だけを述べる．

1．仮性同色表

　石原色覚検査表国際版は内外の評価が高いが，最近新大熊表の環状表が加わって，石原色覚検査表Ⅱとなった[3]．元来この石原表は，特に幼小児の色覚異常者に全く読めない数字表が多く，受診者のストレスになりやすいと言われていた．その点，今回末尾に置かれた環状表は，ほとんどが回答できる表であるため，提示順を変えて末尾から読ませるのも一法である．

　この環状表では切痕部(ランドルト状の環の切れている部分)が2か所見えることがある．しかし検査表に記載されている距離(75 cm)，時間(3秒以内)を守れば，まぎらわしい結果は減少する．また環状表は，購入時には正常色覚が切痕部に見える部位がすべて上にあるので，任意に変更しておくべきである．

　標準色覚検査表第一部は，読めない表が石原表と比べて少ないため，ストレスも少ないとされている．

　仮性同色表の目的は色覚異常の検出である．検出精度を上げるためには，前述した検査条件を順守することが必須である[4]．特に被検者が考えているのに3秒で区切るのは相手が小児でも成人でも難しいが，時間制限を守ることは正しい診断のためには特に重要である．

　また特に石原表では，資格試験の時など全表を暗記して臨む受診者がいるため，表の順番を変えるなどの工夫が必要である．

2．パネル D-15

　基準色票以外の15個の色票を箱からはずし(図1)，「似ているものから順番に並べてください．隣どうしが一番似た色になるように」と説明を始め

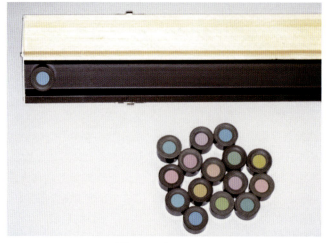

図 1. パネル D-15
基準色票から 15 個の色票を箱の中に並べる．迷うことも多いが時間制限はなく，特に小児では緊張せず遊び感覚でできるよう誘導する．

る．迷っている人には「後から並べ変えてもいいですよ」と付け加える．この検査には制限時間は定められていない．正常色覚や軽い色覚異常，また逆に明確な 2 色覚の人の多くは短時間で容易に並べる．迷って時間がかかるのは，パスとフェイルの境界付近の色覚異常者に多い．

特に色覚異常の小児には緊張する検査である．「一番似ているのはどれだろう．次に似ているのはどれかな」などと遊び感覚でやらせるとよい．

3. アノマロスコープ

鏡筒を覗き，直径 2°10′ の上下に二分された円形視野の色が一致する箇所を答えてもらう．「覗いてみてください．真ん中に色が出ているのがわかりますか．上と下で色は違いますか，同じですか」と問うが，そもそも微妙な色の差を判定する感覚自体があやふやなのが色覚異常の特性である．

どの解説書にも，まず正常色覚の等色域を見せると書かれている[5]が，この部位は 2 色覚が「同じなのか少し違うのか」と非常に迷う色である．そこで筆者らは，単色目盛が等色域と大きく離れた部位を最初に見せることにしている[6]．上下で明らかに異なる色をまず示し，「違う色」という感覚を認識させてから正常色覚の等色域に移ると，被検者も答えやすい．またその時の反応から，全く違う色に見えるのか，ほぼ同じだが微妙に違うと迷っているのかを類推することもできる．

この検査は 6 歳頃から実施可能である．しかし他の検査に比べて個人差が大きいので，結果に疑いが残る場合は数年後に再検する必要がある．ちなみにパネル D-15 も 6 歳頃，仮性同色表では数字表は 5 歳，環状表は 4 歳頃から比較的信頼性のある結果が得られる．

カウンセリング用検査

既存の色覚検査は，色覚異常の検出や分類を目的としており，色誤認についての情報は得られない．筆者らが独自に考案し，色覚外来で使用している以下の検査では，色名呼称[7〜9]によって色誤認の傾向を把握し，それを例示しながら受診者に説明することができる．いずれも制限時間は設定されていない．

1. 色名呼称検査

日本色彩研究所で系統的に作成された「PCCS ハーモニックカラーチャート 201」から抽出した色票を，一定の条件下で色名呼称させる(図 2)．light(明るく薄い)，vivid(鮮やかな)，dark(暗い)，grayish(灰みの)の 4 色調それぞれに赤，赤みのオレンジ，黄みのオレンジ，黄，黄緑，緑，青緑，緑みの青，青，青紫，紫，赤紫の 12 色相の有彩色および明度 5 段階の無彩色の計 53 枚の色票を使用した(図 3)．また答える色名は，赤，ピン

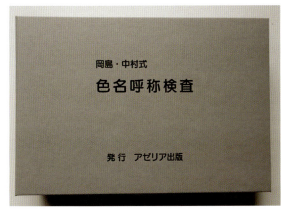

図 2. 色名呼称検査
筆者らが自家使用のために作成した色名呼称の検査表．53 枚の色票から成る．誤認傾向を分析して受診者に説明するには，非常に説得力のある検査である．

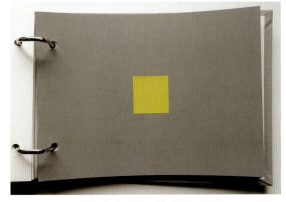

図 3. 色名呼称の検査表の色票
色票を各々 30×30 mm に切り取り，無彩色の背景に貼付してある．4 色調×12 色相の有彩色と明度 5 段階の無彩色の計 53 枚から成る．

ク，茶，オレンジ，黄，緑，青，紫，白，灰色，黒の基本色名 11 語に限定した[8)10)]．

この色票を 1 枚 1 枚提示し，終了後，正常色覚の回答と比較する．色覚異常者は特に低彩度・低明度色の識別が困難で回答に時間もかかるが，誤認傾向を分析して受診者に説明するには，非常に説得力のある検査である．最近の集計[11)]では，全色票の誤答率は 1 型 2 色覚 36％，2 型 2 色覚 27％，1 型 3 色覚 12％，2 型 3 色覚 8％であった．1 型，2 型ともに 2 色覚のほうが異常 3 色覚より誤答率が高く（$p<0.01$），また 2 色覚，異常 3 色覚ともに，1 型色覚が 2 型色覚より誤答率が高かった（$p<0.01$）．

2．『色の確認表』

色覚異常者における無意識の色誤認の実態を知るために，『先天色覚異常の方のための色の確認表』（医学書院）として，2002 年に筆者らが発刊した表がある[12)]（図 4）．全 6 表から成り，赤・緑・灰色を含む複数の色の線の中から第 1 表では緑，第 2 表では赤，第 3 表では灰色を選択させる．第 4 表では青・紫・青緑ほかの大小の丸の中から紫を，第 5 表では黄緑・オレンジ色・茶色ほかの大小の丸の中からオレンジ色を選択させる．そして第 6 表では，緑の葉の中に散在する赤いつつじの花の位置を指し示させる（図 5）．いずれも，先天色覚異常の混同色で明度対比の小さいものを混在させることによって，誤認を誘発する仕組みである．

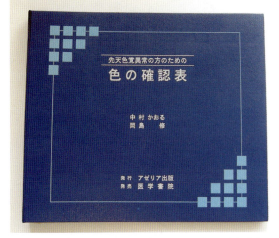

図 4. 『先天色覚異常の方のための色の確認表』
無意識の色誤認を納得しやすいよう配慮した体裁をとっている．色覚異常の当事者やその家族などに，色誤認の実態を示すのに有用である．

先天色覚異常者本人が自分で扱い，自分で解説を読むことによって，無意識の色誤認を納得しやすいよう，全体の構成にも解説の内容にも配慮した体裁をとっている．しかし眼科診療の場では受診者やその家族などに色誤認の実態を示すのに用いられ，現在までに一定の評価が得られている[13)]．

筆者らの使用経験でも，受診者が迷う様子や誤認の結果を目のあたりにする付き添いの保護者に対する説得力は高い．検査時間が短くてすむこともあり，一般の眼科での色覚診療でも使いやすい検査表である[4)]．

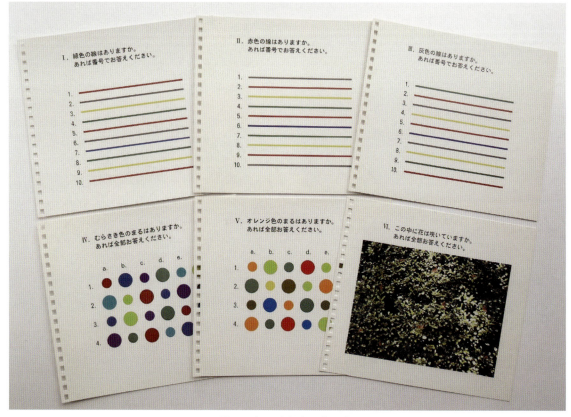

図 5. 色の確認表の全 6 表
第 1〜第 3 表では複数の色の線の中から,また第 4,5 表では複数の大小の色の丸から,指定の色を選択させる.第 6 表では緑の葉の中に散在する赤いつつじの花の位置を指し示させる.

色覚外来のカウンセリング

筆者らの色覚外来の概要を以下に記す.眼科一般検査,色覚検査,カウンセリング用検査の後,本人,保護者,関係者に説明を開始する.説明用資料として,筆者が編集した『目と健康シリーズ No. 13 色覚の異常』(三和化学の無料冊子)を渡しておく.

まず診断名を伝える.「今の呼び方では 2 型 2 色覚です.以前の俗語では緑色盲,でも緑が全くわからないというわけではありません」.新しい医学用語は親しみがなく,古い俗語は誤解を生みやすいため,先天色覚異常の分類や錐体の種類まで説明して,理解を助けることもある.一般の受診者には一度で理解することは難しいが,「今お話したことはここに書かれていますので,後から読んでおいてください」と言うと次に進むことができる.

続いて色誤認の内容を説明する.2 色覚では先程のカウンセリング用検査で誤認が明らかになっているので,比較的容易に理解される.異常 3 色覚でも,2 色覚よりは少ないが色名呼称の誤りはいくつかある.本誌「先天色覚異常の色誤認」の項に記載されている,先天色覚異常の混同色のリストを示しながら,受診者の誤認を確認していく.一般論としては,色覚異常者は常にこの混同色のすべてを誤認するわけではなく,一組しか間違えない人もいれば,ほとんどすべてが該当する人もいて個人差が大きいことや,誘発条件によっては誤認が増加することを説明する.「LED の小さなランプを瞬間的に見る時などは,赤か緑かわからない」という例示には,ほとんどの色覚異常者が納得する.色を間違える可能性があることを常に念頭に置き,その内容と誘発条件を覚えておくと今後の生活上の問題が少なくなると筆者らは強調している.

ここまでの説明は，ほとんどすべての受診者に行っている．その後は受診者や保護者の質問に答えていく．専門外来では，多くの受診者は抱えきれないほどの質問を持ってくる．職業適性・遺伝については本誌の各章を参照されたい．

ただ進学・就職について，筆者の意見を少し述べておく．進学については現在ではほとんど制限がなくなっている．しかし色覚異常者は鉄道運転士の資格はとれないのに，多くの鉄道系の高校では入学時にはその事実は知らされず，色覚検査もされないなど，色覚異常者に不利な事例は少なくない．進学を考える際には，将来の職業選択まで視野に入れることが必要であるが，筆者らは先の鉄道学校のように中学卒業時に進路をほぼ決めるのではなく，最終的な決定はできるだけ先延ばしにして，選択範囲が広く残るような決定の方針を勧めている．自分の色覚と職業との関わりを認識できる年齢で，大学入学後に実習などを経験してから，職業決定ができる状況が望ましい．

本人の性格にもより，実際には難しいこともあるが，自分が色覚異常であることをカミングアウトできれば，社会生活を送るうえで非常に楽である．しかし一昔前と比べて色覚異常に対する偏見は減っているとはいえ，自分の弱点を公表するのは勇気がいる．筆者は10歳代の受診者には努めて「勉強をいっぱいしようよ．自信の持てる能力や資格があれば，色覚が多少悪くても堂々としていられる」と励ますことにしている．長所があれば弱点のことも口にしやすい．色について気軽に周囲から助言を得ることができれば，色覚異常の悩みの多くは解決する．

これには当然反論もあり，努力して自分を高めることのできる若者は多くはなく，その場合さらに悩みが深くなる，と共同研究者に批判されたこともある．しかし色誤認の自覚という受け身の対策だけでない，積極的な生き方を勧めるこのカウンセリングは，自分も色覚異常であり，色覚診療を40年間続けてきた筆者の人生観から生まれた意見である．

おわりに

筆者らの色覚外来の内容は以上のとおりである．所要時間は40分～1時間．視力，眼圧検査以外は医師が行う．診断の部分では他の疾患と同様に客観性が重視されるが，カウンセリングではありきたりの言葉を並べても意味はなく，受診者の人生を一瞬でも共有する心構えが必要である．当然その助言には医師の人生観が反映される．筆者は相手が前向きになれる表現をできるだけ使うことを心がけている．

これは治療のできない色覚異常の専門外来としてのあり方を筆者らが追求してきた結果である．一般の眼科では，色覚専門外来と同様の診療は困難であろう．読者の皆様には，この中から取捨選択して自分の色覚診療を考えていただきたいと思う．

文献

1) 日本眼科医会学校保健部：色覚診療の手引き．日本の眼科，87(4)：付録，2016.
2) 中村かおる：先天色覚異常者へのカウンセリング．眼科診療のコツと落とし穴 第3巻 眼科検査・診断(樋田哲夫，江口秀一郎編)，中山書店，pp. 194-195, 2008.
3) 岡島 修，中村かおる：微度色覚異常における石原色覚検査表と新色覚異常検査表(新大熊表)の検出能力．眼科，54(5)：661-665, 2012.
　Summary 石原表から誤読率の低い表を削除し，新大熊表を追加すると，検出能力が向上する．
4) 岡島 修：色覚検査表の使用上の注意．眼科診療のコツと落とし穴 第3巻 眼科検査・診断(樋田哲夫，江口秀一郎編)，中山書店，p. 191, 2008.
5) 田邉詔子：色覚異常検査法(I)—仮性同色表，アノマロスコープ—．眼科MOOK16 色覚異常(市川 宏編)，金原出版，pp. 128-138, 1982.
6) 中村かおる：アノマロスコープ検査の進め方．眼科診療のコツと落とし穴 第3巻 眼科検査・診断(樋田哲夫，江口秀一郎編)，中山書店，p. 196, 2008.
7) Boynton RM, Schafer W, Neun ME：Hue-wavelength relation measured by color-naming method for three retinal locations. Science, 146：666-

668, 1964.
8) 岡島　修，中村かおる：色覚異常者の色誤認と職業適性．臨眼，**51**：7-12，1997．
   Summary　色誤認をパターン化し，誘発条件を検討．職業適性についても考察．
9) Bonnardel V：Color naming and categorization in inherited color vision deficiencies. Visual Neuroscience, **23**：637-643, 2006.
   Summary　色覚異常者は，自分が見る色刺激を正常色覚の色名と関連づけることを学習する．
10) 中村かおる，岡島　修：先天色覚異常における無彩色と有彩色の混同．臨眼，**63**(6)：865-869, 2009．
11) 中村かおる，岡島　修：先天色覚異常の色誤認の頻度．臨眼．(投稿中)
12) Nakamura K, Okajima O, Nishio Y, et al：New color vision tests to evaluate faulty color recognition. Jpn J Ophthalmol, **46**：601-606, 2002.
13) 中村かおる，岡島　修：『先天色覚異常の方のための色の確認表』の検証．臨眼，**66**(7)：997-1001, 2012．

特集/色覚異常の診療ガイド

先天色覚異常の職業適性

中村かおる*

Key Words : 先天色覚異常 (congenital color vision deficiency), 色誤認 (false color perception), 社会環境 (social environment), 職業適性 (vocational aptitude), 職業 (occupation)

Abstract : 小学校での色覚検査が減少したために自らが先天色覚異常であることを知らない世代が増加し,また一方で進学や就職時の制限が大幅に緩和され,微妙な色識別を要する職種への進出も増加しているが,制限が緩和された職種で就職後に問題が表面化する事例も増えている.また現在も制限が続く職種も存在する.問題を生じるのはほとんどが2色覚であるが,弱度の異常3色覚でも業務内容によっては困難を感じることがある.職場では色覚異常者が働きやすい環境を作るための努力も行われているが,実現は難しく,なかには企業が再び採用を制限する動きもみられる.

日常生活にはほぼ支障なく,業務にあたっても,全く不可能な職種はほとんどないが,反面,いかなる職種であっても,日常業務の中で,重大な問題には至らない程度の小さな失敗や困難は,自分が自覚する以上に高頻度に生じていると本人が心得て,自分の色覚を理解しその弱点を補う対策を立てる必要がある.

はじめに

先天色覚異常者は遠い過去には進学時や就職時に強い制限を受けていた[1].健康診断書の色覚欄に「異常」と記されるだけで採用を制限する企業や学校が多く,それは不当な差別ともいえるものであった.しかし平成5年(1993年)には文部省(当時)通達により進学時調査書から色覚の項目が削除され,色覚で入学を制限する学校はほとんどなくなった.また厚生労働省は平成13年(2001年),労働安全衛生規則等を一部改正して,雇入時健康診断における色覚検査義務を廃止し,就職に際しても色覚異常者に対して根拠のない制限を行わないよう指導を行った.これにより色覚異常のために採用を拒まれる事例は減少し,現在では高い色識別能力を要する職種にも先天色覚異常者が多く進出している.

しかし,就職した後に,色誤認を克服できず転職を余儀なくされる例もときにみられる.先天色覚異常は生まれつきの感覚異常であるため,色誤認の自覚に乏しく,周囲も,家族でさえも気づかない間違いが多いが,誤っても,注意力散漫や理解不足などと誤解されたり,日常の些細な誤りは見逃されたりしている.そして日常生活にはほとんど支障ないが,微妙な色の識別を要求される職種では状況により顕性化し,職務遂行に支障をきたすこともある[2〜5].進路選択の自由化に伴い,色覚異常者自身には,自らの色識別能力を正しく把握し,問題を予測してそれを回避したり克服したりする対策が求められるようになっている.

一方,小学校での健康診断における色覚検査も漸次回数を減らし,学校保健法施行規則一部改訂

* Kaoru NAKAMURA, 〒162-8666 東京都新宿区河田町 8-1 東京女子医科大学眼科

により，平成15年(2003年)度からはその実施義務が全廃された．児童生徒と保護者の同意を得たうえで任意に実施することは可能であったが，実際にはその実施率はかなり低くなった．そして10年以上を経過するうちに，検査を受けないため色覚異常の事実を本人も知らず，家族や担任も把握していない色覚異常の児童・生徒が増加した．なかには，就職にあたって生まれて初めての色覚検査を受け，夢を断念する事例も増えてきた[6]．

この事態を憂慮した日本眼科医会は文部科学省などに強く働きかけ，これにはマスコミも注目した．そして平成28年(2016年)度から，文部科学省の指導により学校や幼稚園での色覚検査や配慮が積極的に勧められることになった[7]．今後は保護者への希望調査ののちに学校で色覚健診が行われ，異常を疑われて眼科を受診する事例も増える．眼科には，より詳細な検査と正しい診断，それに基づく指導が求められている．そこで本稿では，色覚異常の職業上の問題点とカウンセリングにおける要点について解説する．

先天色覚異常の職業適性

1．日常業務における色誤認

先天赤緑色覚異常の色識別能力は，異常3色覚であっても正常色覚に比べれば明らかに低い．特に事例の多い色誤認は，発光ダイオード(LED)ランプに関するものである．光源色であるから物体色より赤，橙，緑の識別が難しいが，日常業務ではしばしば遭遇する．しかもこれが警告など重要な情報を表示していることも多く，問題とされる．その他，一般事務職などでも，ペンの色，付箋の使い分け，コンピュータ作業での使用色など，色誤認の落とし穴は多い(図1)．しかも本人も周囲も気づきにくく，小さなミスは見逃されるが，なんらかの問題に発展して初めて色覚異常を発見されることもある．

日常生活にはほぼ支障なく，業務にあたっても，全く不可能な職種はほとんどないが，反面，いかなる職種であっても，日常業務の中で，重大な問題には至らない程度の小さな失敗や困難は，自分が自覚する以上に高頻度に生じていると本人が心得るべきである[4)5)8]．

2．就職後の困難とその対策

厚生労働省の指導により，ほとんどの職種で制限は緩和されているが，それは，先天色覚異常者本人が，自己責任において，自らの色識別能力を把握し，業務上の失敗を回避する対策を講じる必要があるということでもある．

自らが色覚異常であるとの認識があれば，色誤認の経験を積み重ねるうちに，どのように見分けにくいか学習し，誤認もある程度は減少する．しかし，色覚検査を受ける機会が減少していたため，色覚異常を有していてもその事実を知ることもなく十分に学習もしないままに成長し，就職した後に問題が発覚する事例も増えている．

問題を生じるのは，広告・印刷業，映像や画像処理，建築関係，医療関係，繊維服飾関係，食品管理，染色業，美容師など多岐にわたる[5]．やはり，厳密な色識別がその職務の重要な位置を占める業種に多い．ほとんどは2色覚であるが，弱度の異常3色覚でも業務内容によっては困難を感じることがある．

正常色覚同様の色識別を実現することは不可能であるが，先天色覚異常の色誤認の特徴を理解していれば，対策を講じることもでき，失敗の大半は回避できる．

医師に対するアンケート調査では，職務にあたって2色覚7人中6人が色覚異常のために困ったことがあると答えたが，いずれも何らかの対策を講じており，いくつかの問題点はあってもそれを認識し努力すれば十分に医師という職業を遂行しうると結論した[9]．これはどの職業においても程度の差はあれ同様で，特に強度色覚異常では，自らの色識別能力を自覚していることが肝要である．

実際にも，色見本を常に携帯して確認したり，電気配線のケーブルにテープを巻いて文字情報を付加したり，色については同僚などに最終確認を

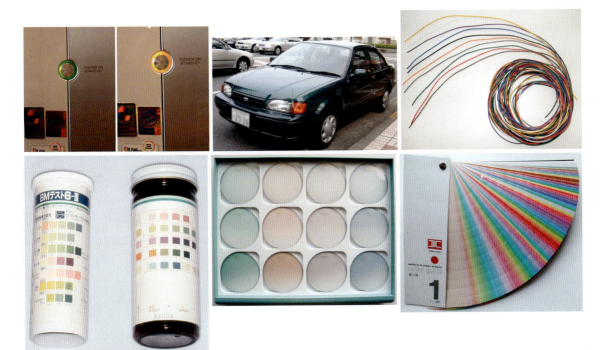

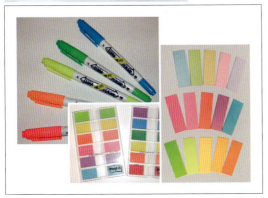

a	b	c
d	e	f
g		

図 1. 日常業務における色誤認例

a：パソコンの電源ランプ．画面が暗くなっていたので ON（緑色）を OFF（オレンジ色）と勘違いしてシャットダウンさせ，データを消去してしまった．

b：乗用車．ディーラーとして営業中に緑と黒とを誤った．

c：電気の配線．赤，緑，茶，黒，青，紫など，先天色覚異常の混同色が用いられており，細い電話線などは特に誤りやすい．

d：テステープ．尿検査などでは見誤りやすく，看護師や臨床検査技師としての業務に支障をきたすことがある．

e：眼鏡レンズ．眼鏡店で顧客と会話しながらの選定が難しい．

f：色見本帳．膨大な数の色見本の中からの選定は難しいが，文字情報で確認することはできる．

g：付箋と蛍光ペン．一般業務でも，色に情報付けをされると困ることがある．

頼んだり，などの独自の工夫を重ねて色誤認を回避している事例は多い[5]．

特に，文字や形状の変化など，色に頼らない情報を付加することは有効で，精神的苦痛も伴いにくい．しかし，色以外の情報が全くない環境では対策の立てようがなく，業務内容によっては，対策不可能な支障を生じることがある．対策可能であっても，努力の連続と緊張を強いられることもある．微妙な色識別を要する職種では予想外の困難を生じ，その失敗が他者に損害を与えて転職を余儀なくされる場合もときにみられる．その仕事を継続すべく努力を重ねていくか，早期に転職を

表 1. 色覚による採用基準

職種・資格	採用基準
動力車操縦者	色覚に異常のない者 (おおむね石原色覚検査表)
航空機乗務員	航空業務に支障をきたすおそれのある色覚の異常がないこと (石原色覚検査表で不適合判定後,パネル D-15 により適合判定確認)
航空管制官	色覚に異常のない者 (石原色覚検査表)
海技士 (航海) 　　　 (機関・通信・電子通信)	正常またはパネル D-15 をパスすること 上記または特定船員色識別適性確認表を識別できること
小型船舶操縦士	夜間において船舶の灯火の色を識別できること 設備限定がなされた操縦免許では,日の出から日没までの間において航路標識の彩色を識別できると認められること
海上保安官	職務遂行に支障のない程度の者 (石原色覚検査表,パネル D-15)
警察官	職務遂行に支障のない程度の者 (おおむね石原色覚検査表,二次検査ではおおむねパネル D-15)
皇宮護衛官	職務遂行に支障のない程度の者 (石原色覚検査表,アノマロスコープ)
入国警備官	職務遂行に支障のない程度の者
自衛官 (航空以外)	色盲あるいは強度の色弱でない者 (石原色覚検査表,パネル D-15)
自衛官 (航空)	色覚に異常のない者
消防官	赤色,青色および黄色の色彩の識別ができること

考えるべきか,その判断も本人が自己責任で行わねばならない.

3. 採用時の制限

一部の業種や資格試験においては,現在も色覚による制限が残っている.現時点の各職種・資格の採用基準を表1に示す.

職業運転士や警察官などの公安関係,自衛官,消防官などでは,規則改正以降,各種委員会を設けて対応を検討した.

その結果,警察官の場合はほぼ全都道府県でパネル D-15 による判定を導入した.しかし,パネル D-15 をフェイルする強度色覚異常には,現在も門戸は閉ざされている.この制限の理由の1つに,証言能力がある.犯人の服の色などを誤って記憶していると問題になるという.また,単独で勤務する交番業務などで事件に遭遇した場合,地面の血痕の存在,試薬による化学反応など,微妙な色識別を必要とするという.一方,並々ならぬ熱意を持ち,一度や二度の不合格では諦めない警察官志望者は数多く,色誤認の自覚に乏しいために色覚で制限されることを受容できない2色覚の事例も珍しくない.

鉄道運転士 (動力車操縦者) は,緩和に向けての検討がされたものの,現在も厳密な制限が続いて

表 2. 先天色覚異常におけるランタンテストの誤数 (%)(文献 10 より引用改変)

誤数	パス		フェイル
	0	1〜3	4〜9
2色覚 (430 名)	0	0	100
異常3色覚 (420 名)	7	24	69

いる.このような身体機能を求める目安に,「直径 20 cm あるいは 30 cm の信号灯器が 600 m 手前で視認できること」が挙げられる.しかし,この基準は,色覚検査機器のランタンテスト (表 2) より厳しく,パネル D-15 をパスする弱度色覚異常でもこの条件を満たすことは困難である[10].

また,以前に筆者らが協力して行った道路信号灯器の識別実験では,直径 30 cm の信号灯器を1個ずつ順不同に各1秒点灯し (図 2),100 m 手前から色名呼称させたところ,正常色覚では5人全員がすべて正答したのに対し,2色覚では11人全員が,異常3色覚でも8人中2人が,赤と黄などを混同した[11].安全な運行にわずかな瑕疵も許されない鉄道運転士に対する制限は今後も継続するものと思われる.

航空機乗務員の身体検査基準では,資格制限は微妙な表現ながらパネル D-15 でパスすれば適合とするとされている.これに追随せず厳しい採用

制限を行っている航空会社も多いが，最近は緩和の傾向にあるようである．

一方，船員のうち，従来制限が設けられていた海技士などの甲板部船員に加えて，機関部船員についても，2012年1月から色覚検査が義務づけられることになった．これは，STCW条約(1978年の船員の訓練及び資格証明並びに当直の基準に関する国際条約：The International Convention on Standards of Training, Certification and Watchkeeping for Seafarers, 1978)の改正によるものである．これまで制限されていなかったために先天色覚異常者が多く従事し，色覚異常による事故も表面化されていないため，突然の国際条約での制限強化に現場も困惑しており，本邦では，パネルD-15のほか独自の確認表(図3)によって，その結果により一部制限事項を設けることにしている[12]．

一般業種においても問題を生じる場合があり，最近では，雇用側が職場の環境改善を図るなど対応を模索したり，なかには一旦緩和した制限を再び行いはじめた企業も散見される．前述した，微妙な色識別を要する職種の中でも，特に色調整を人間の眼だけに頼って行う業種では，従来から厳しい制限を設けている企業が多いが，最近では，LEDランプや配線作業に携わる業種，例えばビルメンテナンスや警備会社などでも制限を強化する事例に遭遇するようになった．雇入時健康診断で根拠もなく色覚で制限されることはなくなったが，制限緩和後に採用した先天色覚異常者で色誤認の問題が表面化すれば，企業側に，色覚についての経験や知識が蓄積され，次には「根拠のある制限」が生まれることになる．

そのような状況下で，就職を控えて不安を訴え眼科を受診する事例もみられる．特に強度色覚異常では，ときに色誤認を自覚しているが，具体的にどの色を，どのように誤るかの把握は困難である．これから就こうとしている仕事は自分には可能なのか，どのように対策を講じるべきか，その情報を求めて眼科を受診する．医師には個々の事

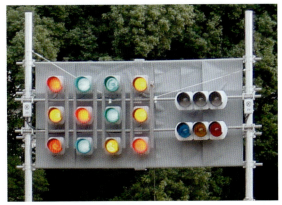

図 2．信号灯器の適正な色を求めて行った実験風景
（文献11より）

直径30 cmの信号灯器を1個ずつ1秒間点灯し，100 m手前から色名を回答させたところ，正常色覚はすべて正答，2色覚は11人全員が，異常3色覚は8人中2人が誤答した．

情を鑑み助言を与える必要がある．

4．雇用側の配慮

規則改正とともに，厚生労働省関連局より，色を活用した安全確保のための識別措置には，色覚検査において異常と判別される者であっても識別できるように色以外の措置を併せて行うよう指導がなされている．企業側にも，これに従い，職場環境を改善しようとする動きが実際にみられる．色覚外来では，問題を生じた色覚異常者の受診に上司が同行して対策について助言を求める事例にもしばしば遭遇する．

また，採用時に制限をせず，採用後に配属を決定するにあたって，色覚検査と診断書を求める企業も増加している．

一方で，配慮と環境改善を模索した結果，それが困難であると結論し再び制限を強化する企業もみられる．環境改善にかかる経費捻出が問題となることも多い．今後，各業種において用いられる機械等は特別仕様にしなくてもよいよう，開発時において色のバリアフリーが推進されることを期待したい．

5．職業適性の考え方

2色覚では比較的色誤認を自覚する頻度が高く，異常3色覚では生涯を通じて困難を感じたことがない例も多い．しかし一方，誤認の自覚が全くない2色覚も，仕事に支障をきたして悩む異常

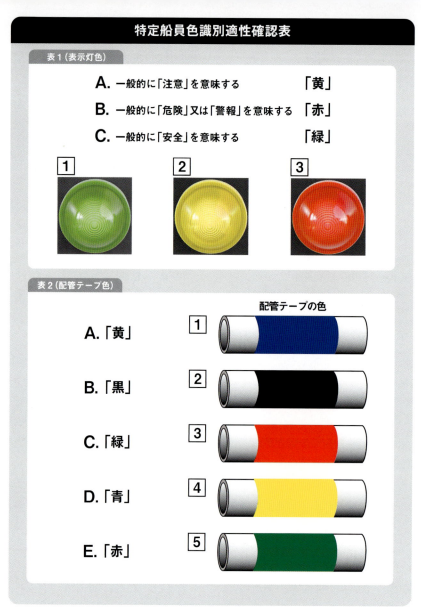

図 3. 特定船員色識別適性確認表(文献 12 より)
機関部船員の業務内容のうち,各種ランプや配管に巻かれたテープを模している.

3 色覚も少なからず存在する.自覚の有無や生活不自由度は本人の性格や生活の状況によっても異なり,深刻に悩む場合から何の支障も感じない場合まで,問題意識も多彩である.さらにその家族や上司などは,本人の感覚を実体験できないため,色誤認を過不足なく理解することが難しく,過剰反応や過小評価により先天色覚異常者が不利益を受けてしまうおそれがある.

筆者の診療経験の中で考えるに至った,一部の業種における色覚異常の程度による支障の目安を「やや独断的ではあるが」と断ったうえでまとめた(表 3)[5]ところ,その部分が一般への啓発ポスターに採用され,これについて,いくつかの団体や個人から,インターネット上などで,差別や制限を強化するおそれがあり時代に逆行しているなどの批判をされた.しかし,これはその論文に解説したとおり,先天色覚異常の職業適性を判断するうえでの相対的な目安であり,実際には,色覚異常の型や程度が同じであっても,さまざまな要素により表中の配置は上下するものである.業務内容

表 3. 色覚異常の程度による業務への支障の目安(文献5より引用転載)

	職種および業務内容
異常3色覚でも困難を生じやすい業務	鉄道運転士,映像機器の色調整,印刷物のインク調整や色校正,染色業,塗装業,滴定実験
2色覚には難しいと思われる業務	航海士,航空機パイロット,航空・鉄道関係の整備士,警察官,色見本のない色指定を伴う営業,商業デザイナー,カメラマン,救急救命士,看護師,テステープによる臨床検査,歯科技工士,獣医師,美容師,服飾販売,サーバー監視業務,懐石料理の板前,食品の鮮度を選定する業務
2色覚でも少ない努力で遂行可能な業務	色見本などを携帯して色指定を行う営業,医師,歯科医師,薬剤師,教諭,調理師,理髪師,芸術家,建築家,電気工事士,端末作業を伴う一般事務
2色覚でも全く問題ない業務	モノクロ文書による一般事務,その他色識別を必要としない業務(色以外の情報がすべて付加されている業務を含む)

は千差万別であり,色識別の要求度も個々の業務により異なる.一般には,専門性が高くなるほど微妙な色識別が要求される.最も重要なのは本人の意識と能力である.いかに自覚し,色誤認を理解し,その対策を立て,実行しているかによって,色誤認は回避され,高度な業務へも活躍の場が拡大する.場合によっては不断の努力が必要となることもあろうが,それでもその業務を継続する熱意があれば,多くの業務は2色覚でも遂行可能である.

先天色覚異常者への助言と指導

進路選択の相談や就職後の困難を生じて受診する10歳代後半以降の色覚異常者に対してのカウンセリングでは,自分が色誤認を生じていることを十分に自覚させる.たとえ自覚しているつもりでも,本人も周囲も気づかない誤りはさらに多い.次に,個々の生活環境や学業・職業の内容を聞き取りながら問題点を整理し,失敗を回避するにはどのようにすべきか助言する.

失敗回避の原則は,色では見分けないことである.特に色相では,色の組み合わせによっては識別できないことも多いが,明度対比は見分けやすい.また,文字情報や材質の相違など,色以外の情報を活用するよう指導する.疑問の点は同僚など周囲に助言を求めるとよい.

就職や転職の前にはその適性を十分に考慮する必要がある.まず眼科を受診し色覚異常の程度や型などについて診断を受け,業務内容を検討する.本人の熱意が強く,その職種に対する色覚以外の能力が優れていれば,色誤認を予測し,対策を講じつつ従事することは,2色覚であってもほとんどの職種で可能である.一方,興味の湧かない職種では,些細な失敗にも挫折を感じやすい.また,一部に残る採用制限事情も年々変化しており,情報収集に努める[5)13)].

おわりに

治療の対象にならない疾患などに対するケアは医療現場では軽視されがちであるが,先天色覚異常者は何らかの対策を求めて受診していることを忘れてはならない.眼科では,色覚異常の程度や型の診断が可能であり,診断に基づいたカウンセリングの意義は大きい.

特に考慮すべきは,色覚異常の程度だけでなく,これまでの経験,性格など,さまざまな要素が影響していることである.色覚異常の事実を受け止めたり,色誤認への対策を考える能力にも個人差が大きく,十分な理解が得られないと混乱し,不安が増大する.異常3色覚では色誤認も困難も少なく,2色覚の色誤認の説明をしても納得されにくいが,色の見分けに関して要求される度合いは学業や職業の内容によっても異なる.受診者一人ひとりの状況に応じ,個々のニーズがどこにあるかを見極めつつ,柔軟に指導することが肝要である.

文 献

1) 大熊篤二:色覚異常者の就職並びに進学現状.日眼会誌,**70**:2059-2072,1966.
2) 深見嘉一郎:色覚異常の日常生活における色認識の具体例.眼科,**12**:644-647,1970.

3) 深見嘉一郎：先天赤緑色覚異常の諸問題. 「眼科 Mook16 色覚異常」(市川 宏編), 金原出版, pp. 114-127, 1982.
4) 岡島 修, 中村かおる：色覚異常者の色誤認と職業適性. 臨眼, **51**：7-12, 1997.
5) 中村かおる：先天色覚異常の職業上の問題点. 東女医大誌, **82**：E59-E65, 2012.
6) 宮浦 徹, 宇津見義一, 柏井真理子ほか：平成22・23年度における先天色覚異常者の受診者に関する実態調査. 日本の眼科, **83**：1421-1438, 2012.
7) 「学校保健安全法施行規則の一部改正等について(通知) 文部科学省スポーツ・青年局長 久保公人 26文科ス第96号 平成26年4月30日
8) 中村かおる, 岡島 修：視認対象の条件悪化に伴う先天色覚異常の色誤認の増加. 臨眼, **63**：1085-1088, 2010.
9) 中村かおる, 岡島 修：色覚異常の医師に対するアンケート調査. 眼科, **37**：285-288, 1995.
10) 田邉詔子, 山出新一, 市川一夫：異常色覚程度判定のためのJFCランタンの規準. 臨眼, **60**：353-356, 2006.
11) 日本交通管理技術協会：安全確保のための信号灯器の色彩に関する調査研究報告. 2002.
12) 国土交通省海事局運航労務課：船員の健康検査について. 2012.
13) 市川一夫：職業選択上のアドバイス. 眼科診療プラクティス66 色覚の考え方(北原健二ほか編), 文光堂, pp. 32-33, 2001.

特集／色覚異常の診療ガイド

色覚バリアフリー

中村かおる*

Key Words : 先天色覚異常(congenital color vision deficiency), 後天色覚異常(acquired color vision defect), バリアフリー(accessibility), 色誤認(false color perception), 社会環境(social environment)

Abstract : 色情報が豊かになった現代社会では先天色覚異常に識別しにくい色の使用も増加し，色のバリアフリーに対する意識も向上しつつある．しかし色覚異常は感覚異常であるためその色世界の類推が難しく，一般には，色のバリアフリーの実現は困難である．

色名呼称検査によると，2色覚では誤認の頻度は高く，異常3色覚でも少なくない．光源色ではさらに識別困難である．さらに，高齢化社会の現在，後天色覚異常への配慮も忘れてはならない．

両者に配慮した色のバリアフリーの基本は，色だけでの情報提供はしないことである．明度対比はわかりやすく，色以外の情報を付加するとさらによい．

本稿では，色覚異常の色誤認の特徴，眼科医やその他の立場からこれまでに試みられた色のバリアフリーの取り組みについて紹介し，これを踏まえた，家庭で，職場で，公共表示で，そして学校で勧められる，眼科医として知っておくべき要点を解説する．

はじめに

現代社会ではコンピュータの普及や情報革命に伴い，公共表示などの色情報も豊かになり，先天色覚異常には識別しにくい色の使用も増加している．

「高齢者，障害者等の移動等の円滑化の促進に関する法律（通称バリアフリー新法）」が平成18年(2006年)から施行され，各種法令やガイドラインが制定されたのに伴って色のバリアフリーも促進され，報道等を通して一般にも知られてきたのは歓迎すべきことである．眼科医にも，色覚異常を有する受診者やその家族からは家庭でどう過ごすべきか，職場などからは環境改善について，学校からは眼科学校医としての助言を求められることが増え，さらには病医院内の環境整備も求められてくる．しかし，色覚異常の色感覚や色誤認，支障や困難の状況を正常色覚が理解することは困難で，適正なバリアフリーの実施も難しい．

本稿では，色覚異常の色誤認の特徴，眼科医やその他の立場からこれまでに試みられた色のバリアフリーの取り組みについて紹介し，これを踏まえた，眼科医として知っておくべき色のバリアフリーの要点を解説する．

色誤認

1. 先天色覚異常の色誤認

先天色覚異常の色誤認については，本誌「先天色覚異常の色誤認」の項を参照されたい．

光源色では特に識別が難しく，2色覚では緑～黄緑～黄～オレンジ～赤，マゼンタ～無彩色～青緑(緑)が，等輝度などの環境条件により全く識別

* Kaoru NAKAMURA, 〒162-8666 東京都新宿区河田町8-1 東京女子医科大学眼科

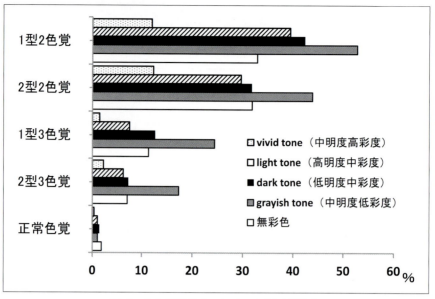

図 1. 色名呼称検査における色調別誤答率
2色覚では高彩度色でも誤答し,彩度や明度が低くなると誤答率が大幅に増加する.
異常3色覚でもその頻度は少なくない.

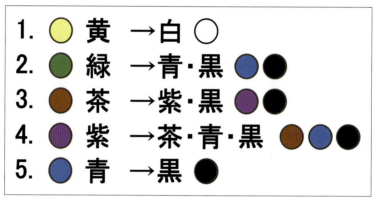

図 2. 後天色覚異常の色誤認
青や黄色を無彩色と誤るほか,青と緑,紫と茶色などを混同する.

できないことが多い[1].最近では発光ダイオード(LED)での表示も多いが,彼らが色では見分けていないことを念頭に置くべきである.

物体色では彩度や明度など,識別の手段が増え,また,ものには形状や素材の相違,文字での説明など,色以外の情報も多いため,日常生活で困難を自覚することは少ない[2].しかし,色のみでの識別を要求されると誤認は増加する.色誤認の頻度について,筆者らの行っている,一辺3cmの色票を50cmの距離から色名呼称させる検査では図1のとおりで,2色覚では鮮やかなvivid toneでも誤認することがあり,パステル調の

light tone,暗いdark tone,低彩度の鈍いgrayish toneでは誤答率が大幅に増加し,異常3色覚でもその頻度は少なくない[3].

このため,特に強度色覚異常では情報を分類する際に色を利用する習慣をもたない傾向にある.

2.後天色覚異常の色誤認

網膜・視神経疾患などに伴って生じる後天色覚異常への配慮も社会の高齢化に伴い重要となっている.特に問題になるのは,疾患初期に現れやすい後天青黄色覚異常で,その色誤認の特徴は図2のとおりである[4)5].日常生活では,薄暗い財布の中の50円玉と5円玉,青い服と喪服が見分けに

くくなるなどの事例があり，業務上では試薬を用いる職種などのほか，一般事務でも色分けされた業務などで支障を生じることがある．

正常色覚にとって情報は色で分類すると便利であり，その習慣が根付いていることが多い．後天色覚異常では人生半ばで色の感覚が変わるため，習慣から脱却できないことや，他の視機能障害に隠れて色覚の変化に気づきにくいこともある．

バリアフリーの実際

1．色選択の基本

正常色覚が先天色覚異常の色感覚を体験することはないため，その見え方を類推することは困難である．近年これを理論的に具象化したシミュレーションシステムや模擬フィルタなども見かけるが，これらは2色覚の色感覚の低下が過度に強調される傾向にあり，真に理解することも難しい．確かに，各種表示物を製作する場合には，基本的に，色覚異常の混同色（本誌「先天色覚異常の色誤認」の項を参照）を避けることが肝要である．しかし，先天色覚異常では赤と緑などが識別しにくく，後天色覚異常では青や黄色の感度が低下する．その双方に見やすい色を選択することは極めて難しい．しかも，印刷物では紙やインク，デジタルプレゼンテーションではスクリーンに投影される色は，パソコンの画面上で作成したときに意図した色とは異なってしまうことが多く，微妙な色の指定は難しい．

さらには，正常色覚にとっては，情報は色で分類すれば効率的であるし，色を極端に制限して美的満足感を損ねる提案は社会に受け入れがたいことも考慮する必要がある．

色のバリアフリーの基本とは，色のみでの情報提供をしないことにつきる．また，明度対比を明確にし，十分な面積を取ったものとし，色以外の表現を盛り込むことである[6)7)]．

2．公共の表示に求められる色のバリアフリー

信号灯器においては，先天色覚異常では赤と黄色の識別が難しいことが知られており，バリアフリーの取り組みがこれまでに何度も行われている．しかし，道路交通信号にLEDが採用されはじめた頃に，適正な色を求めて行った実験では，2色覚では赤と黄色はどんな波長でも色のみでは見分けられず，異常3色覚でも一部が誤ることを確認したにとどまった[8)]．先天色覚異常では灯箱の中の配置が重要であり，赤信号が必ず右にあって点灯順も定まっていることが有益な情報となり，道路交通では運転にもほとんど支障ないが，彼らに一目で識別できる信号灯器の開発を望む声は多い．しかしこれまでに試みられたさまざまな取り組みはいずれも頓挫している．落合は赤信号の中に青の×を表示することを長年提唱しており[9)]，その取り組みは注目に値するが異論もあり，評価は定まっていない．

道路標識や交通案内などは，注意を喚起し正確に情報を提供することを目的にしており，誰もが一目で視認できる必要があるが，発光ダイオード（LED）を用いた道路情報板などは，先天色覚異常には何色であるかが判別しにくい[10)]（図3）．特に1型色覚には，赤色の文字が読みにくく，光の加減によっては点灯していることすらわからないことがあると不評である．これを受けて赤色LEDの最適波長について検討されたこともある[11)12)]が，長波長側では当然先天色覚異常に知覚しにくく，短波長に寄せると，正常色覚にはオレンジ色に見えやすく赤には見えないという意見が相次いだ．赤は警告等に用いられるため，このような情報板では赤であることを認識させることも必要としており，この点で，正常色覚の利益と相反することになる．この実験では，正常色覚が赤と認識しうる範囲内で先天色覚異常の視認性を可及的に高める妥協点を模索し，その結果，現行の道路情報板よりやや短い波長を導出した．しかしこのような情報板では，面積を大きく取り，文字も十分な太さとして，正常色覚の利便性を保ちつつ，先天色覚異常にも，色はともかく文字は読める，ということを目標にすべきであろう[6)]．

各種案内板や配布物など，物体色においても，

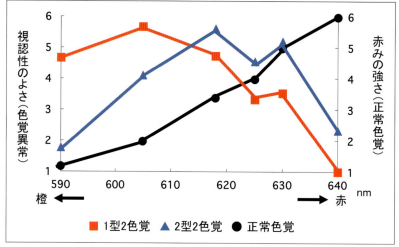

図 3.発光ダイオードを用いた道路情報板の比較評価実験(昼間環境)
2色覚では波長が長くなると視認性が極端に悪くなるが,彼らに視認しやすい
短波長側では,正常色覚には赤とは認識しにくくなる.

色のみでの情報提供は避けるべきである.例えば東京都交通局が配付している東京の地下鉄路線図は,2003年頃までは図4-aのとおりで,比較的鮮やかな太い路線で構成されているが,それでも,青と紫,赤と茶など混同しやすく問題となっていた.その後改良された路線図は,線自体が白で「ふちどり」され,文字情報も加わって,先天色覚異常にはぐっと見やすくなっている(図4-b).

先天色覚異常にも見やすい表示には色と色との明度対比を大きくすることも有用であるが,このような「ふちどり」は,その究極を行くものであり非常に効果的である[13].また配布物は,明度対比が明確になされているかどうか,完成前にモノクロコピーを取ることによって確認するとよい.

各種災害ハザードマップは色の選択に努力を重ねている自治体も最近は多いようである[14]が,その性質上,色分け以外での情報提供が難しく,また,地図や建築物などの情報の上に重ねるため薄い色にせざるを得ない面もあり,バリアフリーの実現は困難である.

3.家庭での配慮

先天色覚異常の小児を持つ家庭では,どのような配慮をすべきか悩み,眼科に助言を求めてくることも多い.色覚異常を発見される前と生活に変化はないはずで,過度に問題視する必要はないが,色覚異常の事実を知り,注意深く観察すれば,色誤認に気づかれるようになる.気づいた場合にも,むやみに指摘したり色名を追及したりするのは有害無益であるが,色では見分けないという習慣を身につけていくのは有用である.家庭では食器や歯ブラシ,スリッパなど,身の回りの本人用の日用品を,色分けのみではなくマークや図柄など色以外の情報を付加するように心がけると,識別が容易になり,その識別方法を折に触れ指導するとその習慣が身につきやすい.

4.職場での環境改善

職場環境の改善を検討する企業も増えている.しかし業務で使用される器械等を改善するには費用がかかり,企業全体の意識改革も必要である.労働安全衛生規則の一部改正に伴って色覚異常者が微妙な色識別を要する職種にも従事できるようになっており,企業の理解も深まりつつあるが,環境面での問題で再び採用を制限している企業も見かける.環境改善には器械等の開発から,さらには社会全体の意識改革がまだまだ必要と考えられる.

印刷物では紙やインク,デジタルプレゼンテーションではスクリーンに投影される色は,パソコンの画面上で作成したときに意図した色とは異なってしまうことが多く,微妙な色の指定は難しい.誰にでも見やすい色の判別を要する印刷物やプレゼンテーションなどの原則は,一画面に用い

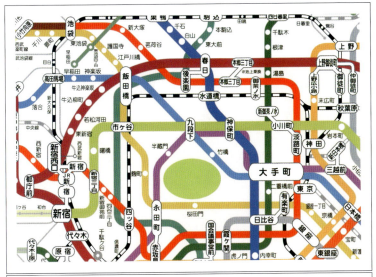

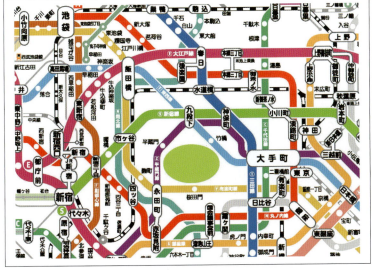

図 4. 東京都交通局発行の地下鉄路線図
a：2003 年頃までに配布されていた図．鮮やかで見やすいが，先天色覚異常にはわかりにくい部分もある．
b：現在配布されている図．線全体を白でふちどりし，文字情報も付加されて，識別しやすくなっている．

る色の数をなるべく少なくし，できれば，3〜4 色程度にとどめる．そして，明度対比を大きくし，形状，模様，文字など，色以外の情報を加える[6]．

　文字と背景の組み合わせは，明るさのコントラストがはっきりわかる色の組み合わせにする．赤と黒の識別が難しいことがあるため，黒や濃い青の背景に赤の文字は避ける．暗い背景には明るい黄色や白を使用する．

　円グラフや棒グラフなどでは，隣り合った色が見分けにくいことがある．境界にはくっきりとした線を入れ，凡例は各領域に直接示す．淡い色の組み合わせは避け，鮮やかで明るさの異なる色を組み合わせる．模様（斜線や水玉など）をつけたり数値を記入するなど，色以外の情報を加えるのもわかりやすくなる．折れ線グラフでは，線は太く，実線と点線または太さなどを使い分ける．マーカーはなるべく大きく，色のみでなく形状も変える．

　先天色覚異常は明度対比を色識別に利用していることも多い．したがって，色刷りの資料が色の

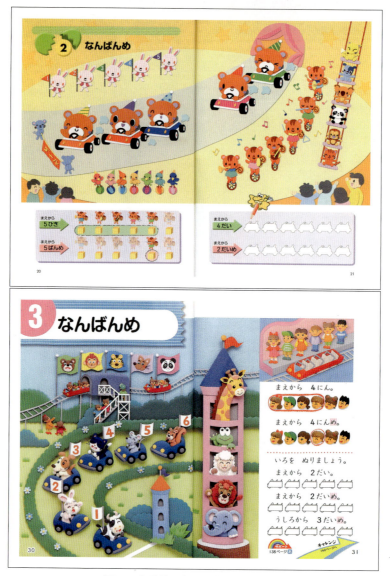

図 5. 小学校 1 年生の算数の教科書
a：2004 年頃に使用されていた教科書．熊の帽子に図柄をつけているなどバリアフリーを意識したとみられるが，「赤い車は何番目ですか」と教師に質問されて理解できず，泣き出した事例もあった．
b：2016 年現在使用されている教科書．教師が不用意に色名を用いることのない構成となっており，バリアフリーが実現されている．

バリアフリーであるかどうかを知るには，白黒のコピーをしても判別できることを確認するとよい．

5．学校での配慮

学校では，環境にも個別にも色のバリアフリーを心がけたい．教師は色覚異常者の色誤認の特徴を理解し，不適切な色使用によって不利益を被る可能性がある児童の存在を常に想定している必要がある．色覚異常では，特定の色が他の人とは異なる色合いに感じたり，色の違いがわかりにくいことがある．

小学校の検定教科書は色覚異常者に配慮されているはずであるが，平成 13 年(2001 年)度版の教科書では，324 冊中 342 個もの問題箇所が指摘さ

れている[15]. 特に算数, 理科, 社会などに問題が多く, 算数では数の認識, 社会では地図の読み取りや絵地図, グラフの色分け, 理科では植物や動物, 昆虫, 地層などの観察, 化学反応, アメダス, 磁石のN極とS極との色分け, グラフ, 生活では紅葉, 信号機, 書写では漢字の筆順やマス目, 音楽のパート分けなど, さまざまな箇所で色覚異常者に見分けにくい色使いがみられた.

その後も教科書各社の努力により, 改訂ごとに問題箇所は明らかに減少している(図5)が, 諸般の事情により理想の色使いを実現することは非常に難しい. 多色刷りの教科書や教材の説明の際には色のみで表現せず, ものの名前で表現したり, 形や位置などを説明したりするなど, 十分に配慮する.

社会では地図の読み取りが難しい. 理科では植物などの観察学習で他人と異なる色の表現をする場合がある. このような自然界の色や社会で決められている色使いは, 正常色覚にどんな色に見えているかを知識として理解する必要もあるため, その色名をさりげなく教えながら指導するのが望ましい. グラフなどで読み取りが難しいと思われる場合にも, 指導の対象を具体的に指し示しながら色以外の表現を用いて説明し, 理解を助けるよう心がけるとよい.

緑の黒板では, 赤チョークが非常に見づらく, その場の環境によっては書いてあることすらわからないことがある. 赤と青, 黄と緑が見分けられないこともある[16]. 近年, 色覚異常対応チョークを強調した製品も出回っているが, その根拠は明らかでなく, 実際にも色覚異常者にはやはり見分けにくい[17]. 基本的に, 白と黄のチョークを主体に使うべきである. 赤, 緑, 青, 茶色などの暗い色のチョークは見えにくいためなるべく使用を避け, 太めの文字や線で, 大きく, はっきり書き, 色分けをした区域には境界線をはっきり示し, 白チョークでアンダーラインや囲みをつけたり, 文字や記号を併記するなど色以外の情報を加えたうえ, 指導の際には色名を伝えるとよい.

教材を自作する際にも注意を要する. 採点や添削の際には, 赤ボールペンは細く色が暗いので黒と見分けにくいことがあるが, 朱色の色鉛筆や採点ペンなどは太く明るいので見分けやすい.

一方, 色覚異常の児童生徒には, 過度に問題視しないよう心がけ, 穏やかに児童生徒の学校生活を見守り支援するべきである. 色情報に頼らない習慣を身につけさせるよう指導するが, 図工美術などで特異な色使いを見かけても安易に注意せず見守り, 自尊心を傷つけないようにする. そして, 進路指導では本人の希望や熱意を尊重しつつ, 制限されたり困難が予測されたりする職種には十分な情報提供を行う.

学校での配慮の要点は, 日本眼科医会が協力して作成した各種資料が日本学校保健会のインターネットサイトに公開されており, 学校への啓発に便利である.

文 献

1) LeGrand Y : Light, Colour and Vision 2nd ed. Chapman and Hall, London, 1968.
2) 岡島　修, 中村かおる：色覚異常者の色誤認と職業適性. 臨眼, 51：7-12, 1997.
3) 中村かおる, 岡島　修：先天色覚異常の色誤認の頻度. 臨眼. (投稿中)
4) 中村かおる：後天色覚異常の色の見え方は？眼科診療プラクティス 66 色覚の考え方(北原健二編), 文光堂, pp.64-65, 2001.
5) 田村明子, 中村かおる, 堀　貞夫：網膜色素変性における色誤認. 臨眼, 60：1205-1208, 2007.
6) 岡島　修, 中村かおる, 長澤和弘：色覚異常者にも見やすいスライド使用色. 臨眼, 52：1215-1218, 1998.
7) 岡部正隆, 伊藤　啓：色覚の多様性と色覚バリアフリーなプレゼンテーション　第3回　すべての人に見やすくするためには, どのように配慮すればよいか. 細胞工学, 21：1080-1104, 2002.
8) 日本交通管理技術協会：安全確保のための信号灯器の色彩に関する調査研究報告書. 2002.
9) 落合太郎：信号の色が見えにくい運転者に対するユニバーサルデザイン信号灯. 国際交通安全学会誌, 40：214-221, 2016.
10) 西尾佳晃, 久保朗子, 北原健二ほか：先天色覚異

常者における 3 色表示 Light-Emitting Diode（LED）ディスプレイ文字色の見え方．眼紀，**53**：790-794，2002．
11) 高速道路技術センター：色覚に関する道路情報のあり方検討報告書．2004．
12) 中村かおる，岡島　修，西尾佳晃ほか：道路情報板における色彩環境のユニバーサルデザイン．臨眼，**59**：523-527，2005．
13) 長澤和弘：意外に大きいふちどりの効果．眼科診療プラクティス 66 色覚の考え方（北原健二編），文光堂，p.38，2001．
14) 布村　元：徳島市総合防災マップの色覚バリアフリーについて（会議録）．眼臨紀，**5**：807，2012．
15) 西尾佳晃：小学校教科書の色表示の先天色覚異常者における見え方．眼臨，**99**：490-494，2005．
16) 西尾佳晃，久保朗子，北原健二ほか：先天色覚異常者における色チョークの見え方．臨眼，**57**：521-525，2003．
17) 石田文雄，土生英彦，矢野喜正ほか：正常色覚も受容しやすいカラーバリアフリーの提唱．眼臨，**98**：61，2004．

好評書籍のご案内

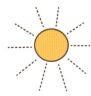

快適な眠りのための
睡眠習慣
セルフチェックノート

> すぐできる
> 快眠のアイデアが満載！

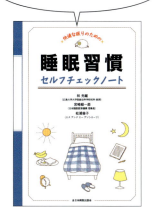

■ A5判　■ 184頁
■ 定価1,800円＋税　2015年4月発行

著者　林　　光緒（広島大学大学院総合科学研究科教授）
　　　　宮崎総一郎（日本睡眠教育機構理事長）
　　　　松浦　倫子（エス アンド エー アソシエーツ）

食事・運動などの生活習慣，寝具や寝室の環境，朝の過ごし方など様々なチェック項目に答えながら，一人ひとりに合った快眠のヒントを学ぶ実践書．自分の眠りを見直すだけでなく睡眠に悩む人へのアドバイスにも活かせる！

目次　第1部 健やかな眠りのために／第2部 よく眠れていますか？／
　　　　第3部 寝苦しい夜を快適に過ごすために／第4部 朝，快適に目覚めるために

医療・看護・介護のための
睡眠検定
ハンドブック

> この1冊で
> 眠りのすべてがわかる！

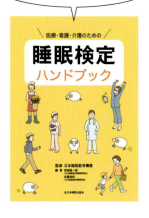

■ B5判　■ 216頁
■ 定価3,000円＋税　2013年10月発行

監修　日本睡眠教育機構
編著　宮崎総一郎（日本睡眠教育機構理事長）
　　　　佐藤　尚武（日本睡眠教育機構理事）

睡眠について正しい知識を身につけたい！そんな声に応えてできた睡眠検定のテキスト．多彩な分野のエキスパートを執筆陣に迎え，睡眠の基礎から医療・看護・介護現場で役立つ知識まで，幅広く網羅した1冊！

目次　第1章 睡眠の科学的基礎／第2章 睡眠知識の応用と指導／
　　　　第3章 睡眠障害とその予防

全日本病院出版会　〒113-0033　東京都文京区本郷3-16-4　Tel:03-5689-5989
　　　　　　　　　　http://www.zenniti.com　　　　　　　　　　Fax:03-5689-8030
お求めはお近くの書店または弊社ホームページまで！

2015-2016 全国の認定医学書専門店一覧

北海道・東北地区

北海道	東京堂書店・北24条店
	昭和書房
宮城	アイエ書店
秋田	西村書店・秋田支店
山形	髙陽堂書店

関東地区

茨城	二森書店
栃木	廣川書店・獨協医科大学店
	廣川書店・外商部
	大学書房・獨協医科大学店
	大学書房・自治医科大学店
群馬	廣川書店・高崎店
	廣川書店・前橋店
埼玉	文光堂書店・埼玉医科大学店
	大学書房・大宮店
千葉	志学書店
	志学書店・日本医科大学店
東京	明文館書店
	鳳文社
	文光堂書店・本郷店
	文光堂書店・外商部
	文光堂書店・日本医科大学店
	医学堂書店
	東邦稲垣書店
	文進堂書店
	帝京ブックセンター（文進堂書店）
	文光堂書店・板橋日大店
	文光堂書店・杏林大学医学部店
神奈川	鈴文堂

東海・甲信越地区

山梨	明倫堂書店・甲府店
長野	明倫堂書店
新潟	考古堂書店
	考古堂書店・新潟大学病院店
	西村書店
静岡	ガリバー・浜松店
愛知	大竹書店
	ガリバー・豊明店
三重	ワニコ書店

近畿地区

京都	神陵文庫・京都営業所
	ガリバー・京都店
	ガリバー・京都大学店
	辻井書院
大阪	神陵文庫・大阪支店
	神陵文庫・大阪サービスセンター
	辻井書院・大阪歯科大学天満橋病院売店
	関西医書
	神陵文庫・大阪大学医学部病院店
	神陵文庫・大阪医科大学店
	ワニコ書店
	辻井書院・大阪歯科大学楠葉学舎店
	神陵文庫・大阪府立大学羽曳野キャンパス店
兵庫	神陵文庫・本社
	神陵文庫・西宮店
奈良	奈良栗田書店・奈良県立医科大学店
	奈良栗田書店・外商部
和歌山	神陵文庫・和歌山店

中国・四国地区

島根	島根井上書店
岡山	泰山堂書店・鹿田本店
	神陵文庫・岡山営業所
	泰山堂書店・川崎医科大学店
広島	井上書店
	神陵文庫・広島営業所
山口	井上書店
徳島	久米書店
	久米書店・医大前店

九州・沖縄地区

福岡	九州神陵文庫・本社
	九州神陵文庫・福岡大学医学部店
	井上書店・小倉店
	九州神陵文庫・九州歯科大学店
	九州神陵文庫・久留米大学医学店
佐賀	九州神陵文庫・佐賀店
熊本	金龍堂・本荘店
	九州神陵文庫・熊本出張所（外商）
	九州神陵文庫・熊本大学医学部病院店
大分	九州神陵文庫・大分営業所
	九州神陵文庫・大分大学医学部店
宮崎	田中図書販売（外商）
	メディカル田中
鹿児島	九州神陵文庫・鹿児島営業所
沖縄	考文堂・メディカルブックセンター

＊医学書専門店の全店舗（本・支店，営業所，外商部）が認定店です。各書店へのアクセスは本協会ホームページから可能です。

2016.02作成

日本医書出版協会では上記書店を医学書の専門店として認定しております。本協会認定証のある書店では，医学・看護書に関する専門的知識をもった経験豊かな係員が皆様のご購入に際して，ご相談やお問い合わせに応えさせていただきます。

また正確で新しい情報を常にキャッチし，見やすい商品構成などにも心がけて皆様をお迎えいたします。医学書・看護書をご購入の際は，お気軽に，安心して認定店をご利用賜りますよう案内申し上げます。

一般社団法人
日本医書出版協会
http://www.medbooks.or.jp

〒113-0033
東京都文京区本郷5-1-13 KSビル7F
TEL (03)3818-0160　　FAX (03)3818-0159

FAX による注文・住所変更届け

改定：2015年1月

　毎度ご購読いただきましてありがとうございます．
　読者の皆様方に小社の本をより確実にお届けさせていただくために，FAXでのご注文・住所変更届けを受けつけております．この機会に是非ご利用ください．

◇ご利用方法
　FAX専用注文書・住所変更届けは，そのまま切り離してFAX用紙としてご利用ください．また，注文の場合手続き終了後，ご購入商品と郵便振替用紙を同封してお送りいたします．**代金が5,000円をこえる場合，代金引換便とさせて頂きます．**その他，申し込み・変更届けの方法は電話，郵便はがきも同様です．

◇代金引換について
　本の代金が5,000円をこえる場合，代金引換とさせて頂きます．配達員が商品をお届けした際に，現金またはクレジットカード・デビットカードにて代金を配達員にお支払い下さい(本の代金＋消費税＋送料)．(※年間定期購読と同時に5,000円をこえるご注文を頂いた場合は代金引換とはなりません．郵便振替用紙を同封して発送いたします．代金後払いという形になります．送料は定期購読を含むご注文の場合は頂きません)

◇年間定期購読のお申し込みについて
　年間定期購読は，1年分を前金で頂いておりますため，代金引換とはなりません．郵便振替用紙を本と同封または別送いたします．送料無料，また何月号からでもお申込み頂けます．
　毎年末，次年度定期購読のご案内をお送りいたしますので，定期購読更新のお手間が非常に少なく済みます．

◇住所変更届けについて
　年間購読をお申し込みされております方は，その期間中お届け先が変更します際，必ずご連絡下さいますようよろしくお願い致します．

◇取消，変更について
　取消，変更につきましては，お早めにFAX，お電話でお知らせ下さい．
　返品は，原則として受けつけておりませんが，返品の場合の郵送料はお客様負担とさせていただきます．その際は必ず小社へご連絡ください．

◇ご送本について
　ご送本につきましては，ご注文がありましてから約1週間前後とみていただきたいと思います．お急ぎの方は，ご注文の際にその旨をご記入ください．至急送らせていただきます．2～3日でお手元に届くように手配いたします．

◇個人情報の利用目的
　お客様から収集させていただいた個人情報，ご注文情報は本サービスを提供する目的(本の発送，ご注文内容の確認，問い合わせに対しての回答等)以外には利用することはございません．

　その他，ご不明な点は小社までご連絡ください．

株式会社　全日本病院出版会
〒113-0033　東京都文京区本郷3-16-4-7F
電話03(5689)5989　FAX03(5689)8030　郵便振替口座00160-9-58753

FAX 専用注文書 眼科1605

年　月　日

○印	雑誌・書籍名	定価(税込)	冊数
	MB OCULISTA　年間定期購読お申し込み（送料弊社負担） 2016年1月号～12月号（計12冊）	38,880円	
	2016年__月号～12月号（定期購読を開始する号数をご記入ください）		
	MB OCULISTA バックナンバー（お求めの号数と冊数をご記入ください） No.		
	形成外科月刊誌 PEPARS(ペパーズ)　年間定期購読お申し込み（送料弊社負担） 2016年1月号～12月号（計12冊）	41,040円	
	2016年__月号～12月号（定期購読を開始する号数をご記入ください）		
	PEPARS バックナンバー（お求めの号数と冊数をご記入ください） No.		
	みみ・はな・のど感染症への上手な抗菌薬の使い方　新刊	5,616円	
	創傷治癒コンセンサスドキュメント―手術手技から周術期管理まで―　新刊	4,320円	
	医療・看護・介護で役立つ嚥下治療エッセンスノート	3,564円	
	スキルアップ！ニキビ治療実践マニュアル	5,616円	
	快適な眠りのための睡眠習慣セルフチェックノート	1,944円	
	超アトラス眼瞼手術―眼科・形成外科の考えるポイント―	10,584円	
	実践アトラス　美容外科注入治療	8,100円	
	イチから知りたいアレルギー診療	5,400円	
	医療・看護・介護のための睡眠検定ハンドブック	3,240円	
	イチからはじめる　美容医療機器の理論と実践	6,480円	
	"知りたい"めまい"知っておきたい"めまい薬物治療	4,860円	
	実地医家のための甲状腺疾患診療の手引き	7,020円	
	アトラス きずのきれいな治し方 改訂第二版	5,400円	

お名前：フリガナ　　　㊞　　診療科

ご送付先：〒　－　　□自宅　□お勤め先

電話番号　　　□自宅　□お勤め先

バックナンバー・書籍合計5,000円以上のご注文は代金引換発送になります

―お問い合わせ先―
㈱全日本病院出版会営業部
電話 03(5689)5989　　FAX 03(5689)8030

年　月　日

住所変更届け

お名前	フリガナ	
お客様番号		毎回お送りしています封筒のお名前の右上に印字されております8ケタの番号をご記入下さい。
新お届け先	〒　　　　都道府県	
新電話番号	（　　　）	
変更日付	年　月　日より	月号より
旧お届け先	〒	

※ 年間購読を注文されております雑誌・書籍名に✓を付けて下さい。

- ☐ Monthly Book Orthopaedics（月刊誌）
- ☐ Monthly Book Derma.（月刊誌）
- ☐ 整形外科最小侵襲手術ジャーナル（季刊誌）
- ☐ Monthly Book Medical Rehabilitation（月刊誌）
- ☐ Monthly Book ENTONI（月刊誌）
- ☐ PEPARS（月刊誌）
- ☐ Monthly Book OCULISTA（月刊誌）

FAX 03-5689-8030

全日本病院出版会行

Monthly Book OCULISTA 特集案内

臨床に役立つ眼科月刊誌

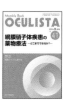

No. 42 眼科手術後再発への対応

編集企画／石井　清（さいたま赤十字病院）　　　2016年9月号　定価3,000円＋税

目　次
- 線維柱帯切除術後の再発—同一創濾過胞再建術の実際—………相原　一
- 線維柱帯切開後の再発……………黒田真一郎
- バックリング手術後の再発……………竹内　忍ほか
- 網膜剥離手術後の再発（硝子体手術）……………門之園一明
- 糖尿病網膜症（PDR）手術後の再発……………産賀　真
- 滲出型加齢黄斑変性の再発……………野村陽子ほか
- 角膜移植後の内皮機能不全に対する治療方針……………冨田大輔ほか
- 角膜移植拒絶反応再発の予防……………林　孝彦ほか
- IOL縫着後のIOL亜脱臼の再発……………永原　幸
- 糖尿病黄斑浮腫の再発……………志村雅彦

No. 41 網膜硝子体疾患の薬物療法—どこまでできるか？—

編集企画／岡田アナベルあやめ（杏林大学教授）　　　2016年8月号　定価3,000円＋税

目　次
- 網膜静脈閉塞症に対する薬物療法……………逢坂理恵ほか
- 糖尿病黄斑浮腫に対する薬物療法……………髙村佳弘
- その他の黄斑浮腫に対する薬物療法……………慶野　博
- 脈絡膜新生血管（加齢黄斑変性）に対する薬物療法……………森隆三郎
- 各種脈絡膜新生血管に対する薬物療法……………加瀬　諭ほか
- 中心性漿液性網脈絡膜症に対する薬物治療……………佐柳香織
- 黄斑円孔や網膜硝子体牽引に対する薬物療法……………伊東裕二
- 未熟児網膜症に対する薬物療法……………野々部典枝
- 網膜色素変性症に対する薬物療法……………篠田　啓

No. 40 発達障害者（児）の眼科診療

編集企画／田淵　昭雄（川崎医療福祉大学特任教授）　　　2016年7月号　定価3,000円＋税

目　次
- 神経発達障害の概説……………御牧信義
- 視覚の発達について……………川端秀仁
- 発達障害児の眼科診療のコツ……………富田　香
- 視機能評価について……………守田好江
- LD、ADHD、ASD、dyslexiaについて……………川端秀仁
- Down症候群の眼科診療……………羅　錦營
- 重症心身障害者（児）の眼科診療……………唐木　剛
- 発達障害児の眼科診療における他領域との連携について……………松久充子
- 発達障害児の治療—小児科の立場から—……………下平雅之
- 発達障害児の学習支援……………簗田明教

全日本病院出版会

〒113-0033　東京都文京区本郷3-16-4　Tel:03-5689-5989
http://www.zenniti.com　Fax:03-5689-8030

おもとめはお近くの書店または弊社ホームページまで！

Monthly Book OCULISTA

バックナンバー一覧

2016.10. 現在

2013 年
- No. 1 眼科 CT・MRI 診断実践マニュアル
  編集企画／後藤　浩
- No. 2 こう活かそう！OCT
  編集企画／飯田知弘
- No. 3 光凝固療法実践マニュアル
  編集企画／小椋祐一郎
- No. 4 再考！近視メカニズム
  ―実臨床のために―
  編集企画／不二門　尚
- No. 5 ぶどう膜炎外来診療
  編集企画／竹内　大
- No. 6 網膜静脈閉塞症の診療マニュアル
  編集企画／佐藤幸裕
- No. 7 角結膜感染症の外来診療
  編集企画／近間泰一郎
- No. 8 糖尿病網膜症の診療
  編集企画／北野滋彦
- No. 9 緑内障性視神経症の診断
  編集企画／富田剛司

2014 年
- No. 10 黄斑円孔・上膜の病態と治療
  編集企画／門之園一明
- No. 11 視野検査 update
  編集企画／松本長太
- No. 12 眼形成のコツ
  編集企画／矢部比呂夫
- No. 13 視神経症のよりよい診療
  編集企画／三村　治
- No. 14 最新 コンタクトレンズ処方の実際と注意点
  編集企画／前田直之
- No. 15 これから始める ロービジョン外来ポイントアドバイス
  編集企画／佐渡一成・仲泊　聡
- No. 16 結膜・前眼部小手術 徹底ガイド
  編集企画／志和利彦・小早川信一郎
- No. 17 高齢者の緑内障診療のポイント
  編集企画／山本哲也
- No. 18 Up to date 加齢黄斑変性
  編集企画／髙橋寛二
- No. 19 眼科外来標準検査 実践マニュアル
  編集企画／白木邦彦
- No. 20 網膜電図 (ERG) を使いこなす
  編集企画／山本修一
- No. 21 屈折矯正 newest
  ―保存療法と手術の比較―
  編集企画／根岸一乃

2015 年
- No. 22 眼症状から探る症候群
  編集企画／村田敏規
- No. 23 ポイント解説 眼鏡処方の実際
  編集企画／長谷部　聡
- No. 24 眼科アレルギー診療
  編集企画／福島敦樹
- No. 25 斜視診療のコツ
  編集企画／佐藤美保
- No. 26 角膜移植術の最先端と適応
  編集企画／妹尾　正
- No. 27 流出路再建術の適応と比較
  編集企画／福地健郎
- No. 28 小児眼科診療のコツと注意点
  編集企画／東　範行
- No. 29 乱視の診療 update
  編集企画／林　研
- No. 30 眼科医のための心身医学
  編集企画／若倉雅登
- No. 31 ドライアイの多角的アプローチ
  編集企画／高橋　浩
- No. 32 眼循環と眼病変
  編集企画／池田恒彦
- No. 33 眼内レンズのポイントと合併症対策
  編集企画／清水公也

2016 年
- No. 34 眼底自発蛍光フル活用
  編集企画／安川　力
- No. 35 涙道診療 ABC
  編集企画／宮崎千歌
- No. 36 病的近視の治療 最前線
  編集企画／大野京子
- No. 37 見逃してはいけない ぶどう膜炎の診療ガイド
  編集企画／竹内　大
- No. 38 術後感染症対策マニュアル
  編集企画／鈴木　崇
- No. 39 網膜剥離の診療プラクティス
  編集企画／北岡　隆
- No. 40 発達障害者(児)の眼科診療
  編集企画／田淵昭雄
- No. 41 網膜硝子体疾患の薬物療法
  ―どこまでできるか？―
  編集企画／岡田アナベルあやめ
- No. 42 眼科手術後再発への対応
  編集企画／石井　清

各号の詳細は弊社ホームページでご覧いただけます。
➡ http://www.zenniti.com/

全日本病院出版会　検索

click

次号予告（11月号）

眼科医のための救急マニュアル

編集企画／昭和大学教授　高橋春男

強角膜・結膜の救急疾患	岡島　行伸ほか
早い診断・治療の必要な眼瞼腫瘍	辻　　英貴
ぶどう膜炎の救急	岩田　大樹ほか
網膜・硝子体の救急	廣田　和成ほか
視神経疾患の救急	木田　淳子ほか
眼窩疾患の救急	恩田　秀寿
物理的眼外傷の救急	内尾　英一
薬物による眼科救急	石橋　真吾ほか
災害時の眼科救急	藤島　　浩

掲載広告一覧

株式会社ナイツ　23

編集主幹：村上　晶　順天堂大学教授
　　　　　高橋　浩　日本医科大学教授

No. 43　編集企画：
市川一夫　中京病院／中京眼科視覚研究所

Monthly Book OCULISTA　No. 43

2016年10月15日発行（毎月15日発行）
定価は表紙に表示してあります．
Printed in Japan

発行者　末　定　広　光
発行所　株式会社　全日本病院出版会
〒113-0033　東京都文京区本郷3丁目16番4号7階
　　電話（03）5689-5989　Fax（03）5689-8030
　　郵便振替口座　00160-9-58753
印刷・製本　三報社印刷株式会社　電話（03）3637-0005
広告取扱店　㈱メディカルブレーン　電話（03）3814-5980

© ZEN・NIHONBYOIN・SHUPPANKAI, 2016

・本誌に掲載する著作物の複製権・翻訳権・上映権・譲渡権・公衆送信権（送信可能化権を含む）は株式会社全日本病院出版会が保有します．
・JCOPY　＜（社）出版者著作権管理機構　委託出版物＞
本誌の無断複写は著作権法上での例外を除き禁じられています．複写される場合は，そのつど事前に，（社）出版者著作権管理機構（電話 03-3513-6969，FAX 03-3513-6979，e-mail: info@jcopy.or.jp）の許諾を得てください．
・本誌をスキャン，デジタルデータ化することは複製に当たり，著作権法上の例外を除き違法です．代行業者等の第三者に依頼して同行為をすることも認められておりません．